El nuevo
Ho'oponopono

Aloha, la Huna, el Pono, la Ha,
el Mana...

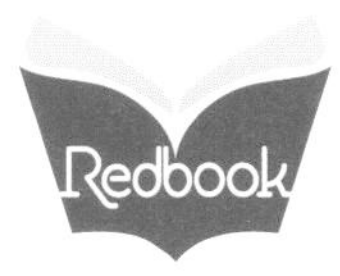

Diseño de maqueta y cubierta: Agence Twapimoa

Traducción: Eva Jiménez Julià

Compaginación maqueta: Grafime
Compaginación cubierta: Regina Richling

ISBN: 978-84-9917-546-1
Depósito legal: B-20.986-2018

Impreso por Sagrafic,
Pasaje Carsi, 6 08025 Barcelona
Impreso en España - *Printed in Spain*

Doctor Luc BODIN

El nuevo Ho'oponopono

ALOHA, LA HUNA, EL PONO, LA HA, EL MANA...

Toda la sabiduría hawaiana que te aporta salud, felicidad y éxito.

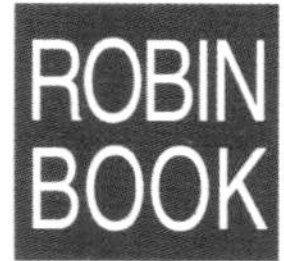

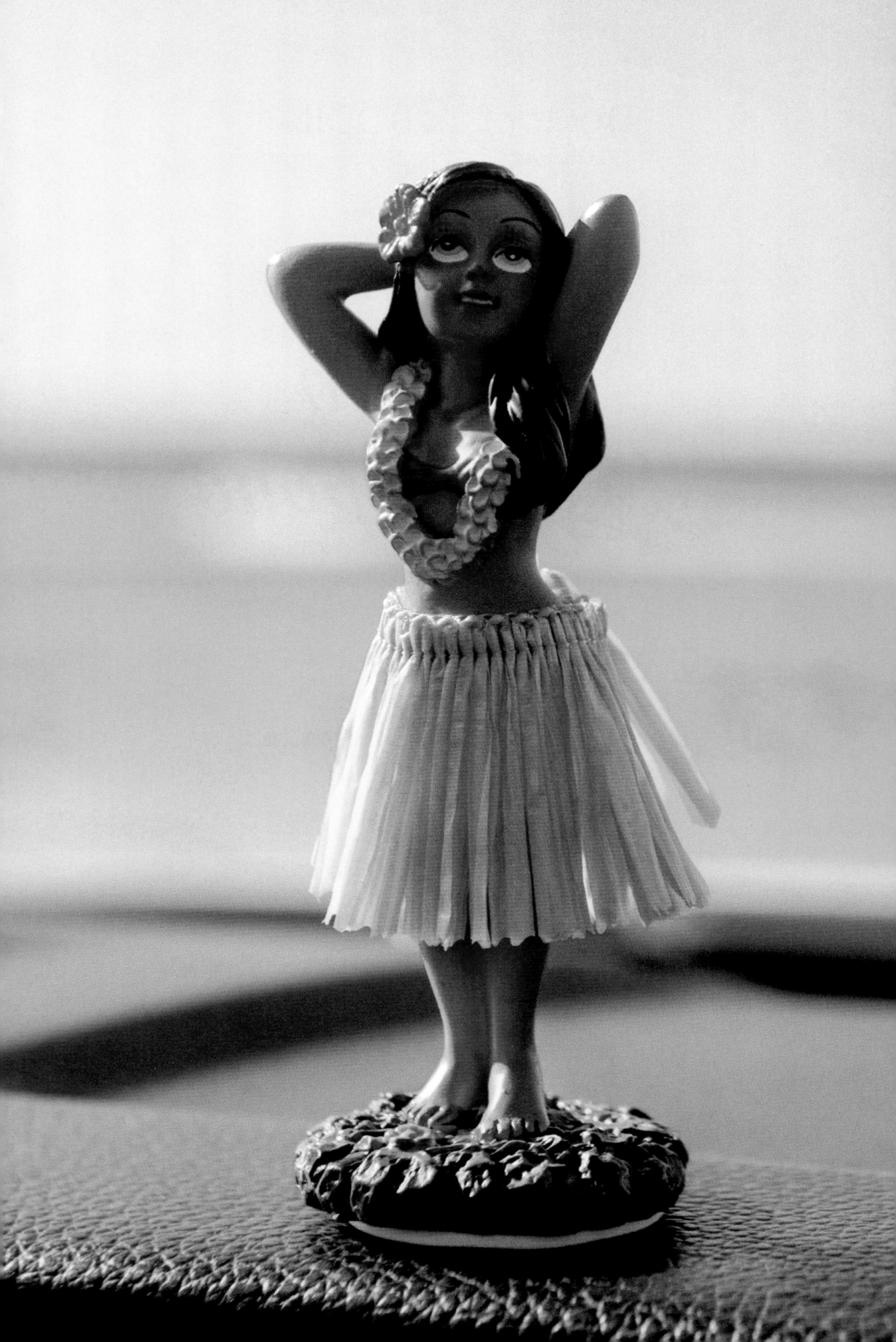

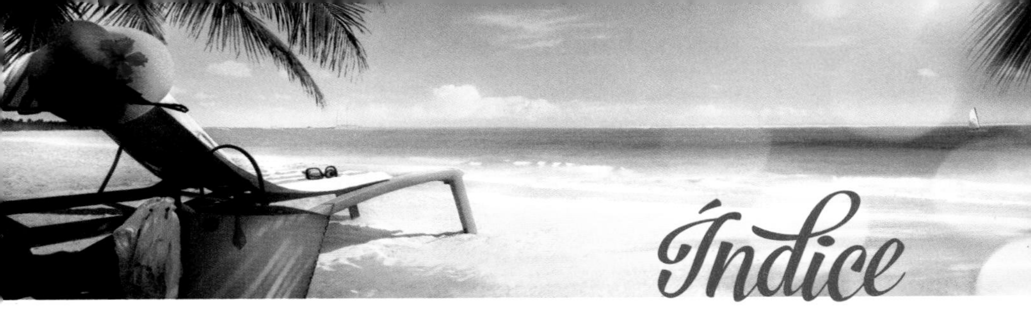

Índice

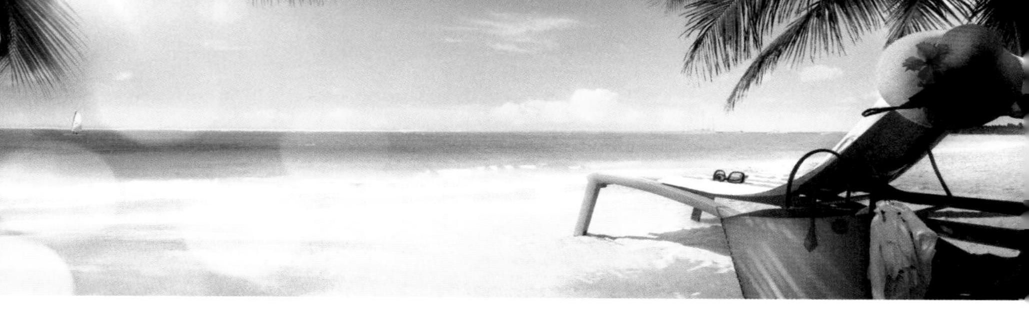

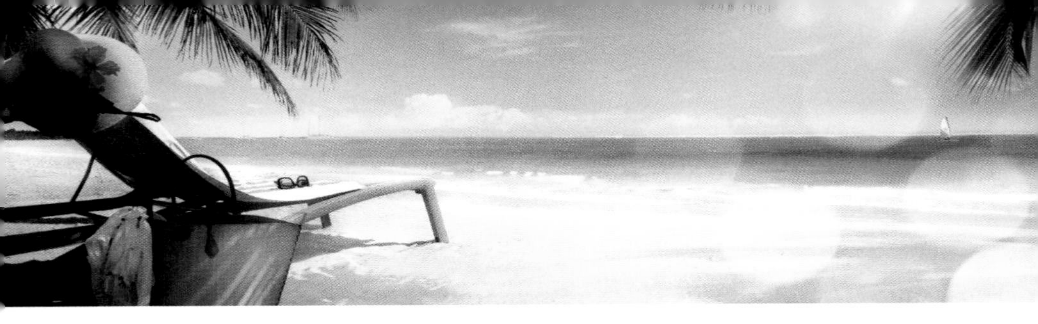

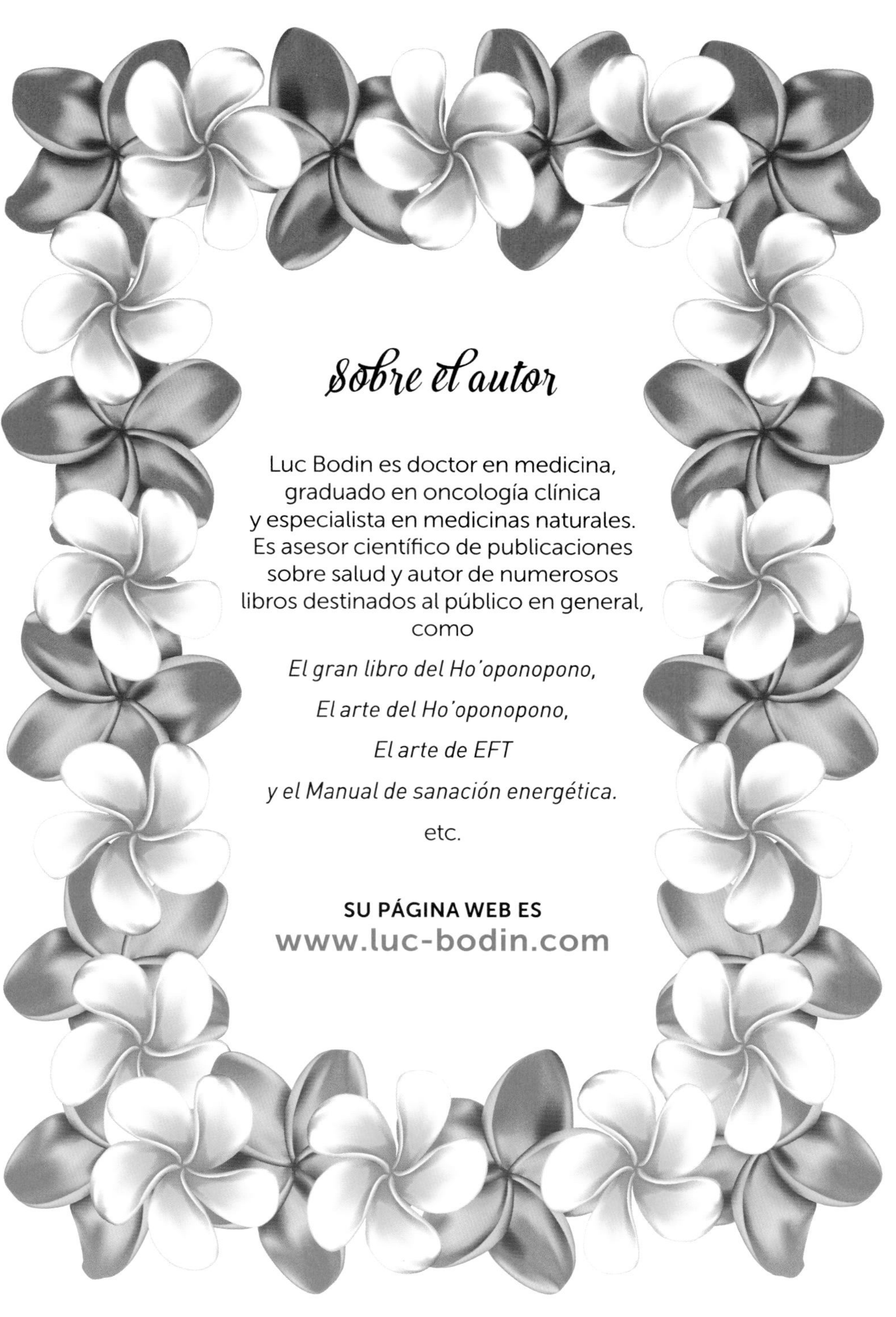

Sobre el autor

Luc Bodin es doctor en medicina, graduado en oncología clínica y especialista en medicinas naturales. Es asesor científico de publicaciones sobre salud y autor de numerosos libros destinados al público en general, como

El gran libro del Ho'oponopono,

El arte del Ho'oponopono,

El arte de EFT

y el Manual de sanación energética.

etc.

SU PÁGINA WEB ES
www.luc-bodin.com

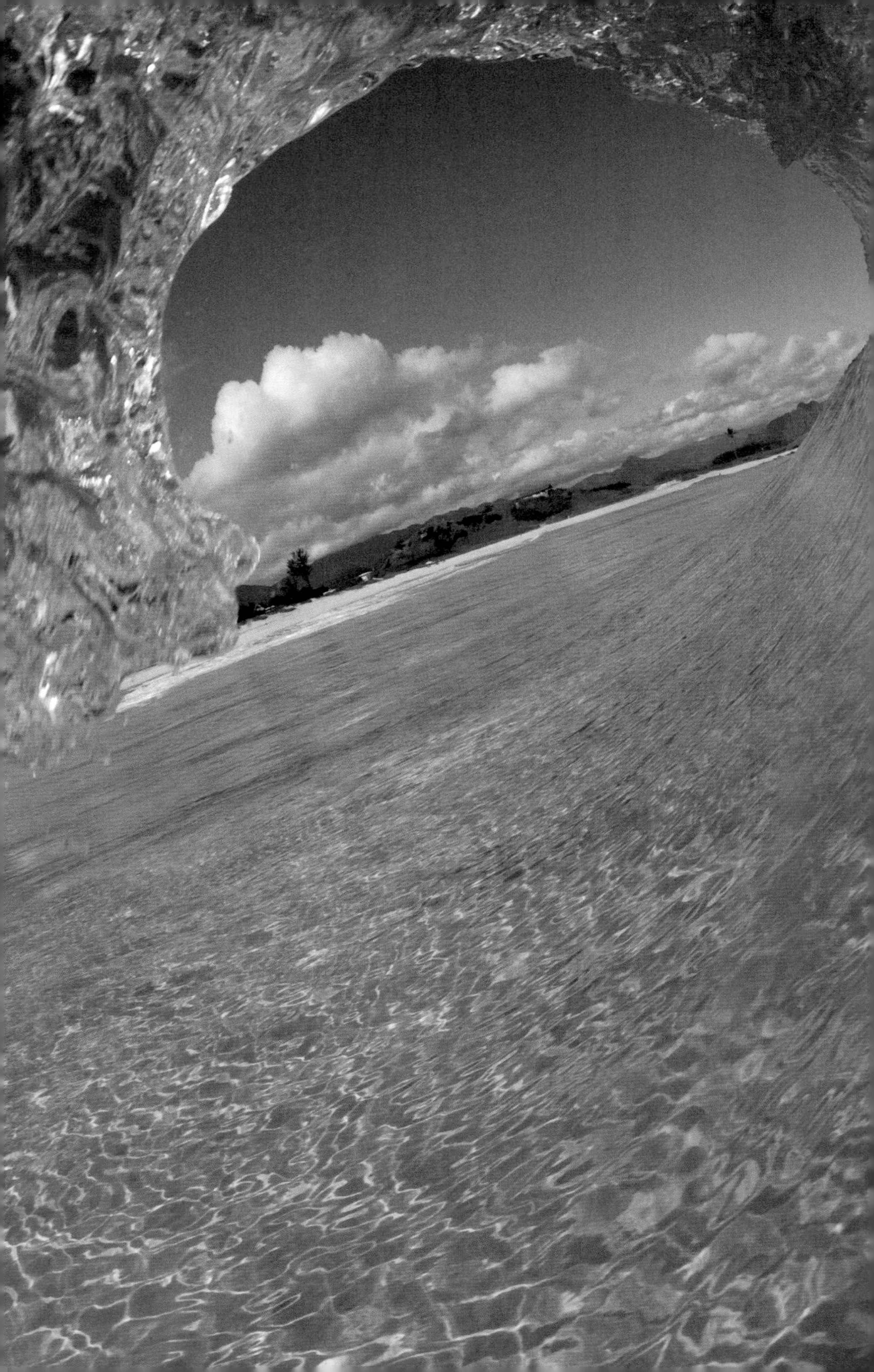

Introducción

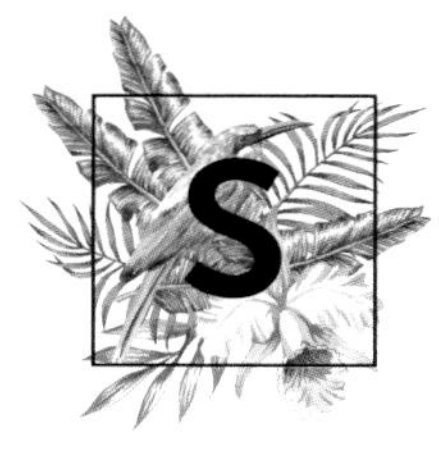

Siempre he sido un apasionado de los experimentos de física cuántica, porque demuestran con claridad que nuestro medio ambiente, al igual que nuestro universo, están influidos por nuestro pensamiento. Como he podido darme cuenta después de leer muchos artículos estadounidenses sobre este tema, esto es precisamente lo que ha estado defendiendo el pensamiento hawaiano durante siglos. Esta observación me llevó a interesarme y a descubrir el Ho'oponopono, que empecé a experimentar de inmediato. En vista de los magníficos resultados obtenidos en mi vida con este método, me pareció importante difundirlo. Es por eso que, en colaboración con María-Elisa Hurtado-Graciet, escribí el libro, *El arte de Ho'oponopono, el secreto de los sanadores hawaianos*[1], que ha tenido un gran éxito en Francia y en el extranjero.

Desde la publicación de este libro, mucha gente usa, aconseja e incluso enseña Ho'oponopono, con sus propias palabras y puntos de vista. Siempre es magnífico constatar que una idea

1. Ediciones Obelisco, 2013.

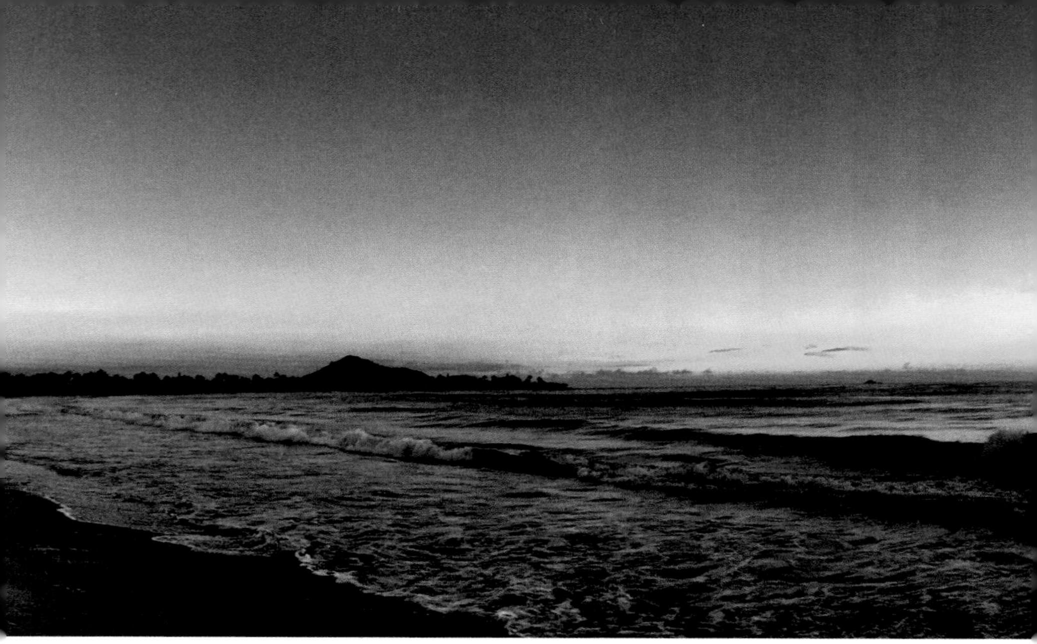

hace su camino y que muchas personas están interesadas en ella. Sin embargo, con el tiempo, me pareció percibir ciertos errores, desviaciones o incluso malentendidos, que podrían ser perjudiciales para este extraordinario método. También lo harían menos eficaz y lo desacreditarían a los ojos del público y los medios de comunicación. Por esta razón, me pareció importante retomar las bases del Ho'oponopono en un nuevo libro para que todo el mundo pudiera entender el espíritu hawaiano de los orígenes y revisar su metodología. Así, los resultados seguirían siendo óptimos y se evitarían malentendidos.

Sin embargo, el Ho'oponopono, como todo en esta Tierra, debe continuar evolucionando. Por esto, en su momento, Morrnah Simeona transformó el Ho'oponopono en una herramienta individual que hoy en día todo el mundo puede usar, mientras que antes era una técnica de reconciliación en el seno de las tribus.

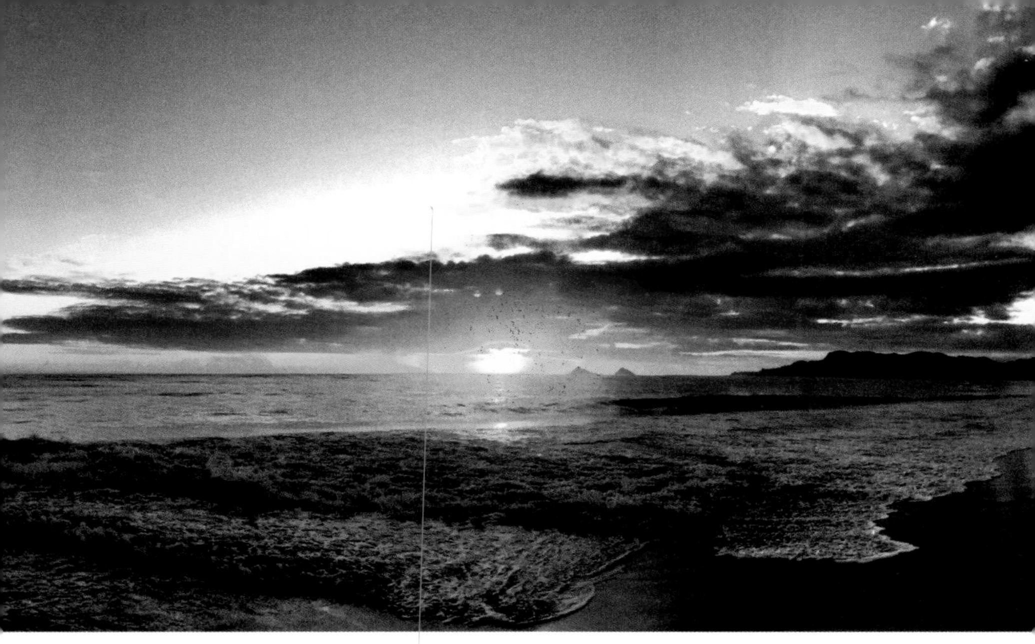

Con el tiempo, me di cuenta de que se podía usar de forma más sencilla, rápida y directa sin abandonar la idea del Ho'oponopono. Por otro lado, me pareció importante que el borrado de las memorias erróneas se remontara a su origen primero, el *primum movens*, para eliminar definitivamente las raíces del problema y no contentarse con la punta del iceberg, es decir, el último o los últimos recuerdos erróneos.

Este libro es el resultado de mis observaciones y mi experiencia. Comenzará narrando la historia del Ho'oponopono desde el principio para llevarte a descubrir el «moderno Ho'oponopono» de Morrnah Simeona, y terminará con el «nuevo Ho'oponopono» (desarrollado por mí) que completa el anterior, llevándolo más lejos, más rápido y a mayor profundidad.

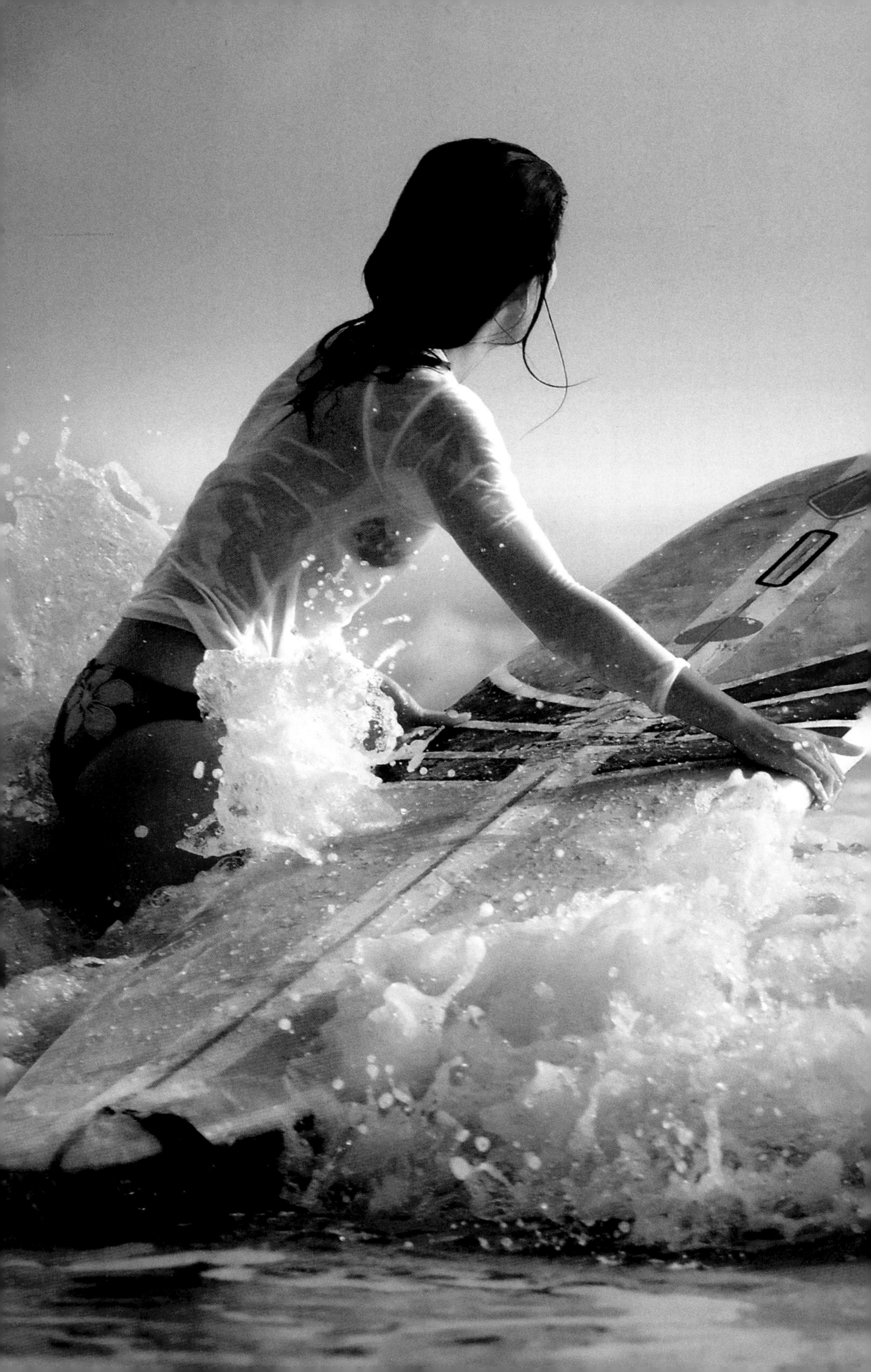

Capítulo 1

Hawái ayer y hoy

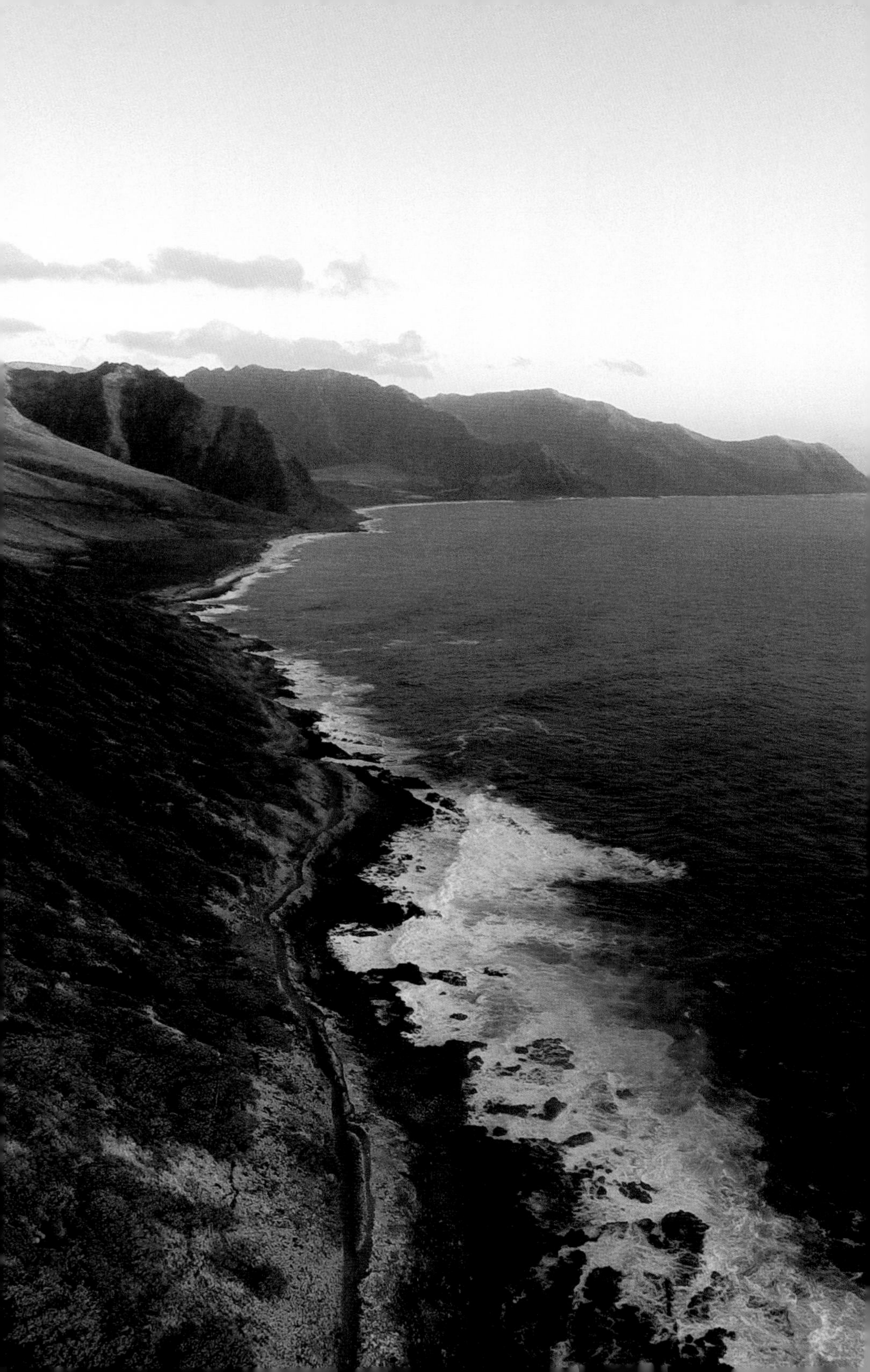

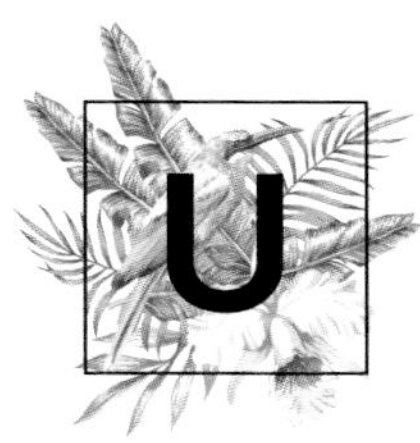

Uno de los mitos sobre la Tierra describe que, en un pasado lejano, mucho antes de la Atlántida, hubo un continente inmenso llamado Mu que cubría gran parte del actual océano Pacífico. Los seres que lo habitaban, los lemurianos, eran muy etéreos y aún no se habían densificado y materializado como nosotros en la actualidad. Esta civilización estaba muy lejos de la nuestra, porque sus habitantes vivían en (y de) la energía del grupo y aún no se habían individualizado. Por tanto, ¿hay que buscar las raíces de Ho'oponopono aquí? Algunos hawaianos así lo afirman, porque en aquella época tan lejana, las personas sentían las cosas más que tocarlas o verlas. Como muy bien dijo Jean Cocteau, «cuanto más estudio los mitos, más me doy cuenta de que son verdad y cuanto más estudio la historia, más me doy cuenta de su falsedad».

El archipiélago hawaiano

El archipiélago hawaiano se encuentra perdido en medio del océano Pacífico. Está situado a unos 4.000 km del continente americano y a 2.000 km de la isla habitada más cercana. Lo forman 132 islas que se extienden unos 2.500 km. En realidad, son las cumbres de unos enormes volcanes submarinos provenientes de una fisura en la corteza terrestre denominada «punto caliente».

Entre todas ellas, podemos distinguir siete islas principales, que algunos autores[1], de forma inteligente, han superpuesto a los siete chakras del cuerpo humano:

1. **Isla Grande** o **Hawái** es la de mayor superficie y contiene los únicos volcanes activos del archipiélago. Se relacionaría con el **chakra raíz**, que sirve de anclaje y está en contacto con las fuerzas telúricas de nuestro planeta (los volcanes).

2. **Maui**, bien conocida por los turistas, está dominada por el impresionante volcán Haleakala, con más de 3.000 metros de altura. Maui estaría relacionada con el **chakra sagrado**, encargado de gestionar la concepción y la creación de aquello que comporta alegría de vivir.

3. **Lanai**, también conocida como isla Piña, se relacionaría con el **chakra del plexo solar**, el que maneja la fuerza interna y el libre albedrío.

4. **Molokai** es una isla tranquila, cuya costa norte, inaccesible, contiene paisajes extraordinarios. Muy agradable y acogedora, correspondería al **chakra del corazón**, encargado de la vida relacional.

---

1. Jeanne Ruland, *Aloha, à la source du chamanisme hawaïen* (56 cartes oracle), Éditions Exergue, 2013.

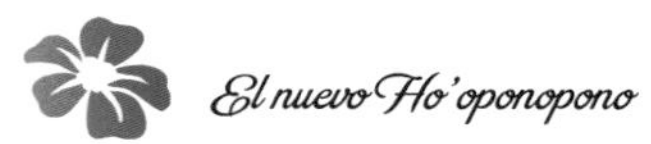

5 **Oahu**, que alberga aproximadamente el 75% de la población hawaiana, es conocida por su capital, Honolulu, su balneario, Waikiki, y la gran base militar de Pearl Harbor. Se relacionaría con el **chakra de la garganta**, que permite la comunicación y, por lo tanto, la expresión del pensamiento.

6 **Kauai**, llamada asimismo «la isla jardín», es famosa por su exuberante vegetación y naturaleza virgen digna de un paraíso tropical. Se vincularía con el **chakra de la frente**, de la imaginación, la intuición y el sueño.

7 **Ni'ihau,** isla apartada, alberga todavía hoy solo 250 personas que viven al más puro estilo hawaiano. Sería el **chakra coronal**, el de la espiritualidad y lo divino.

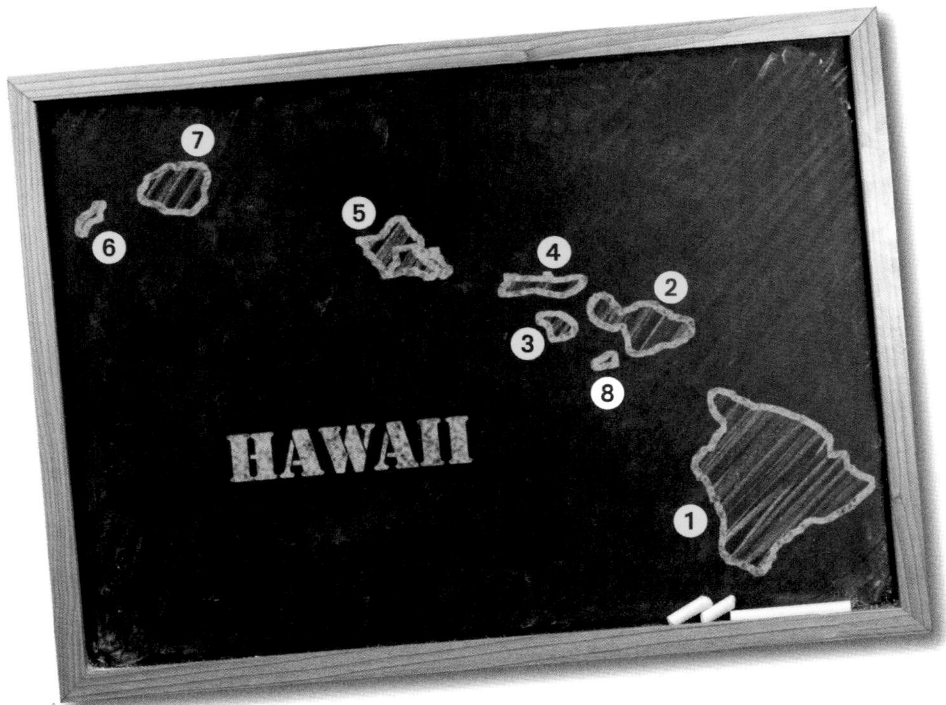

8 Aunque esta presentación sea interesante, no debe olvidarse una octava isla, cerca de Maui, **Kahoolawe**. Según las guías sobre Hawái, es la más pequeña de las islas principales. Está seca y despoblada. Durante años, sirvió como lugar de entrenamiento de los bombarderos de la Marina de los EE. UU, antes de ser devuelta al Estado de Hawái en 1995.

Historia de los polinesios

Hacia el final de la última glaciación, la de Würm, hace unos 40.000 años, la población de Borneo aprovechó el descenso del nivel del mar y migró a lo que en la actualidad se llama Nueva Guinea y las Islas Salomón. Se convirtieron en los lapitas y desarrollaron un gran conocimiento de la pesca y la navegación.

Entre 1300 y 1000 aC., este pueblo comenzó a extenderse a las islas vecinas, hoy conocidas como Vanuatu, Fiyi y Samoa, que les sirvieron de columna vertebral para su gran expansión a través del océano Pacífico.

En la siguiente etapa llegaron a las islas Marquesas (pertenecientes a la actual Polinesia Francesa) que se convirtieron en el centro de lo que luego sería el «Triángulo polinesio», formado por Nueva Zelanda al suroeste, la Isla de Pascua al sureste y Hawái al norte.

Estos grandes navegantes viajaban en largas canoas de doble casco siguiendo los vientos, las corrientes, las estrellas y la Luna.

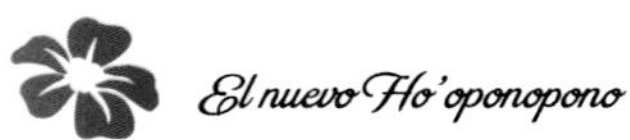

Sabían exactamente cuándo debían echarse a la mar para aprovechar las corrientes y los vientos favorables y desplazarse, por ejemplo, entre islas Marquesas y Hawái situadas a casi 4.000 km de distancia.

Hawái fue colonizado en dos oleadas migratorias sucesivas; la primera tuvo lugar hacia 300-400 d. de C., mientras que la otra ocurrió alrededor del 1000-1200 d. de C. Es probable que las poblaciones de la segunda no conocieran la existencia de la primera, ya que el contacto entre ambas comunidades, la de Hawái y la de las Marquesas, se había interrumpido unos siglos antes.

Sea como fuere, el sumo sacerdote Pa'ao, fundador de la dinastía hawaiana que reinó hasta el siglo XIX, formó parte de la segunda ola migratoria. Creó un sistema religioso muy estricto con numerosas prohibiciones y tabúes.

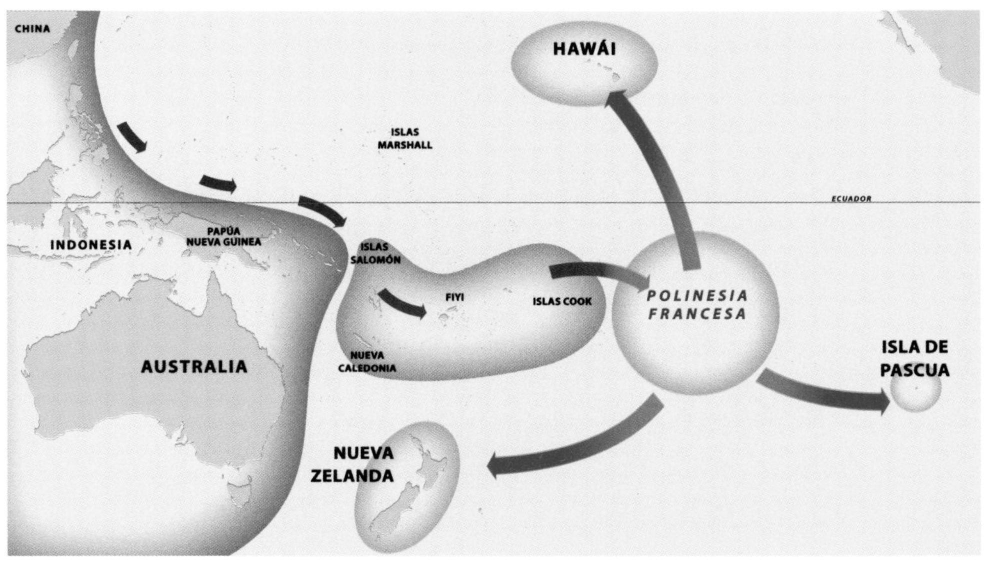

Así pues, los polinesios colonizaron lo que hoy es:

- La Polinesia Francesa;
- Hawái, en la actualidad parte de los Estados Unidos de América;
- Isla de Pascua, perteneciente a Chile;
- Nueva Zelanda.

Esto explica por qué a los primeros habitantes de las islas hawaianas se les llamara indistintamente polinesios o hawaianos.

Muchos autores afirman que la isla Grande, también llamada Hawái, dio nombre al archipiélago, pero los kahunas no lo corroboran porque para ellos la palabra Hawái (o Hawaii) proviene de:

- **«Ha»**, el soplo, que es un elemento fundamental de la cultura hawaiana. Sería el soplo vital, pero también una energía espiritual sin la cual nada es posible.
- **«wai»,** que representa la vida.
- **«i»** que corresponde a los antepasados, cuyo culto es esencial en la sociedad hawaiana, porque «si no sabes a dónde vas, ¡recuerda siempre de dónde vienes!». Así, los polinesios siempre recuerdan los tres puntos esenciales sobre sus orígenes:

  - son la humanidad;
  - vienen de la Tierra y crecen gracias a ella;
  - tienen antepasados que les proporcionan las raíces necesarias para avanzar.

Para los polinesios, toda tierra emergida del océano Pacífico antaño se llamó Hawái, ya que esta palabra englobaba todas las islas acogedoras y habitables esparcidas por todo el mar. Por tanto, Hawái no correspondía a ninguna isla o archipiélago en particular, ¡estaba en todas partes! Pero es obvio que los hawaianos de hoy en día prefieren que su archipiélago se llame Hawái, aunque la denominación no sea realmente exacta, en lugar de «islas Sandwich» como las habían llamado los primeros navegantes ingleses (ver «Llegada de los europeos»).

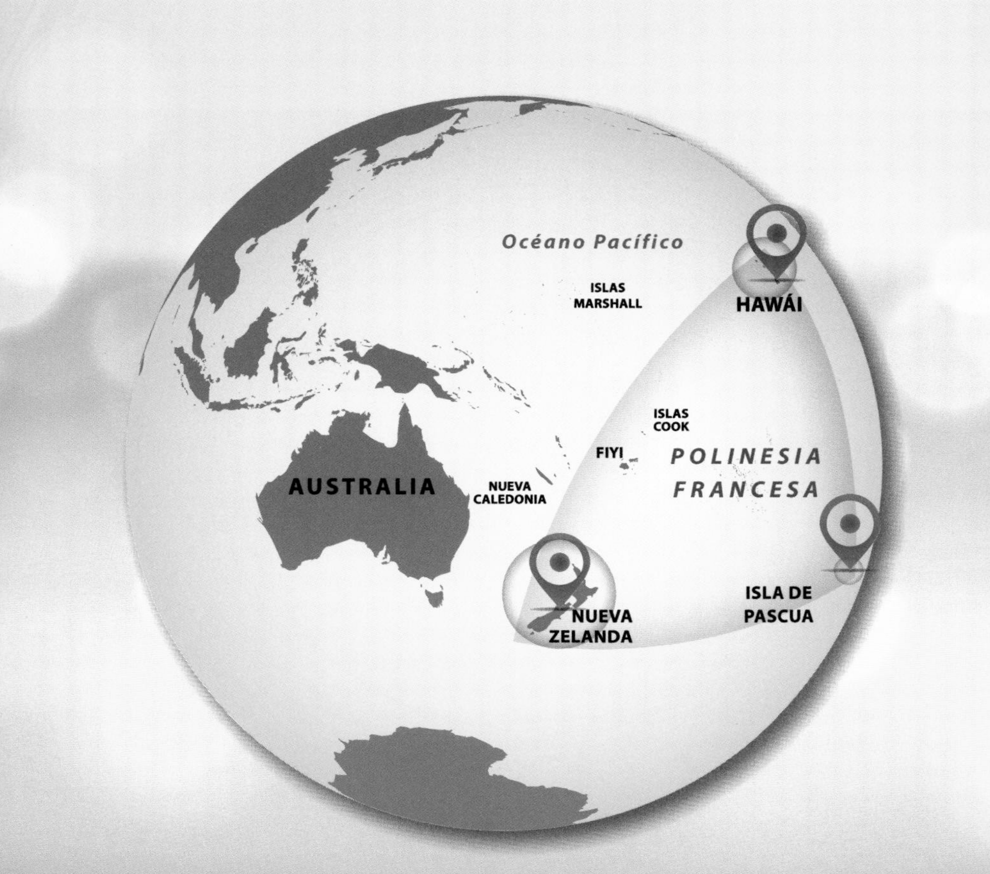

El paraíso

Cuando el capitán Cook, que dirigía la expedición inglesa al frente de las naves *Resolution* y *Discovery*, desembarcó en estas islas, preguntó qué nombre daban los polinesios al océano que los rodeaba. Le dijeron que era Kaimalino, es decir, «Pacífico», lo cual fue malinterpretado por el capitán inglés. Para los polinesios, esto no significaba que el océano estuviera tranquilo y en calma, ya que, de hecho, sabían muy bien lo poderoso y peligroso que podía ser por haberlo navegado con frecuencia. Para ellos, esta palabra «pacífico» más bien quería decir que todas las tribus que habitaban este océano vivían en paz.

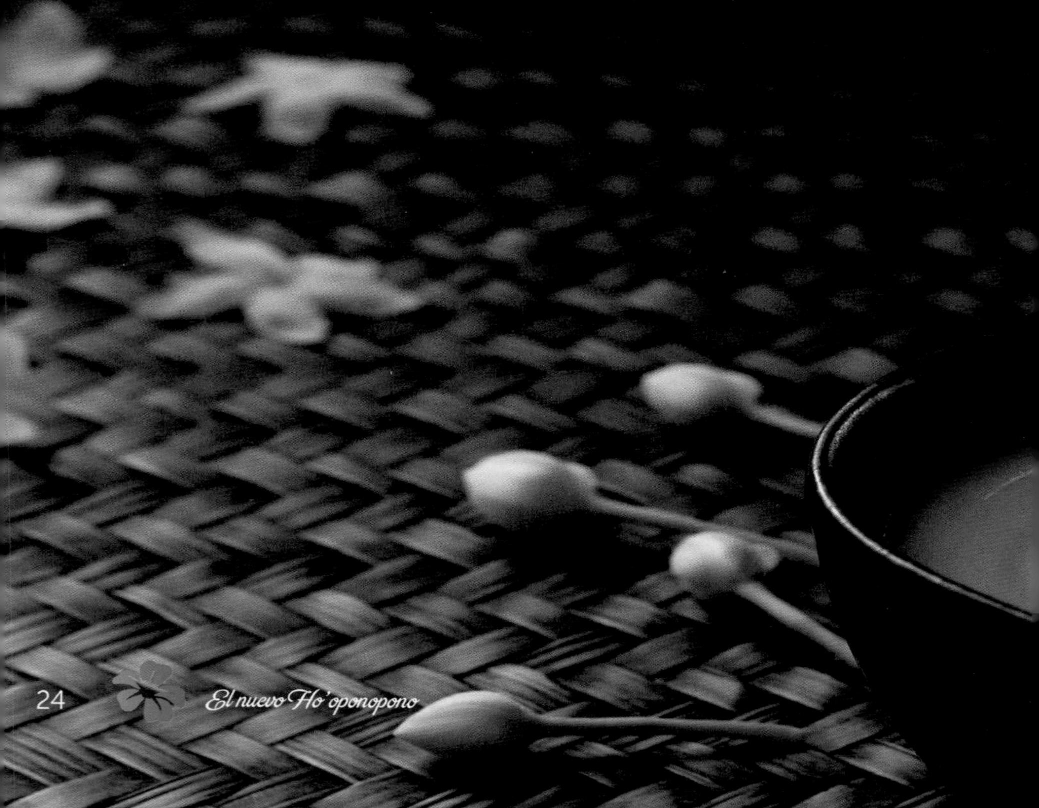

Las migraciones polinesias fueron principalmente el resultado de la superpoblación de las islas y no de guerras, el destierro o la hambruna, porque los enfrentamientos eran raros entre los polinesios. Consistían, principalmente, en pequeñas rivalidades entre individuos por conquistar a una mujer o una posición honorífica, pero no había guerras o genocidios.

Todo se resolvía con el espíritu de Aloha (del que forma parte el Ho'oponopono). Cuando surgía una discrepancia dentro de una tribu o entre dos tribus, el chamán los reunía a todos. Cada uno exponía su problema o resentimiento para encontrar la solución dentro de un espíritu de comprensión. Podría durar

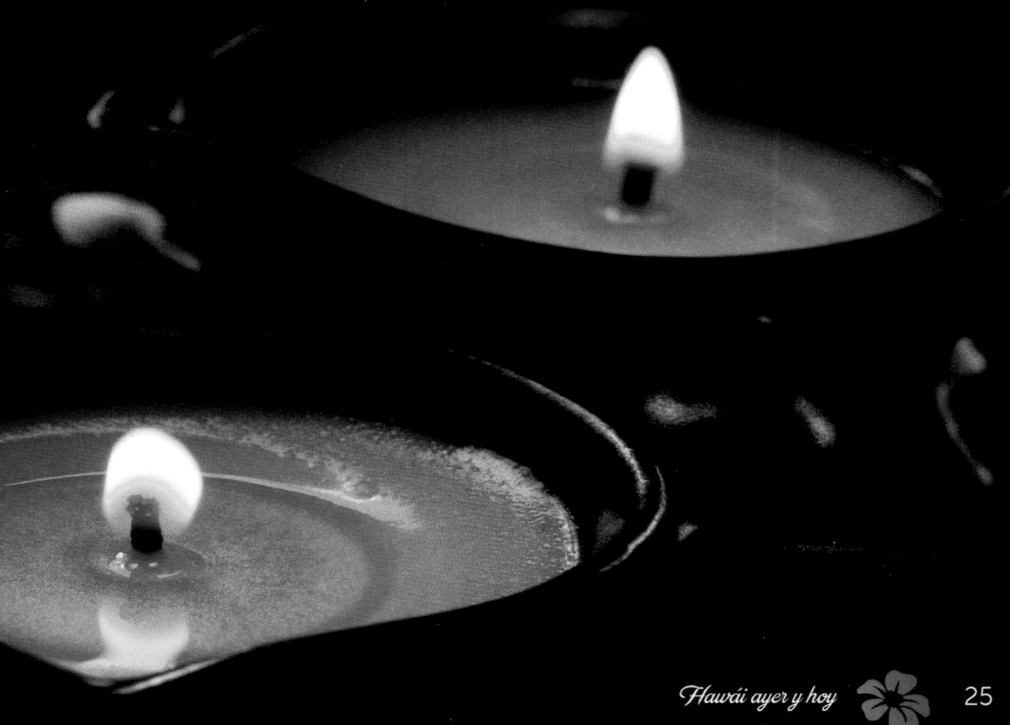

algunas horas o incluso varios días, y si al final, los diferentes protagonistas no habían encontrado una solución, el chamán decidía y todos debían cumplir su dictamen. Una vez que se establecía la solución al problema, una ceremonia sellaba la reconciliación, acompañada de una comida tomada todos juntos para celebrar la paz encontrada.

Los verdaderos orígenes del Ho'oponopono se encontrarían en este contexto.

La vida en las islas Hawái podría parecerse por ello a lo que comúnmente llamamos «el paraíso». Al menos así lo describieron los primeros marineros europeos que desembarcaron en estas islas. Solo surgieron disputas, guerras y luchas con la llegada de los occidentales.

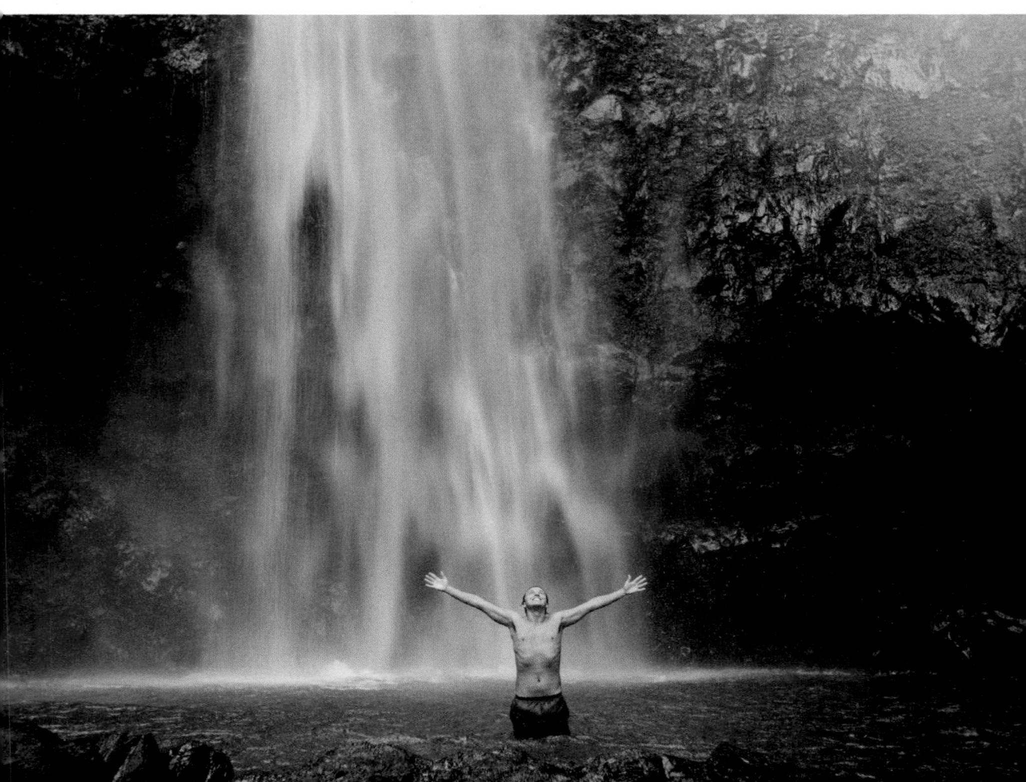

Mitos y leyendas

Para los polinesios, todo comienza con Kumulipo, es decir, en la oscuridad... la oscuridad de los orígenes. Para ellos, la noche no es dañina, al contrario, representa un lugar de creación. Esta es la razón por la cual las mujeres siempre están representadas por lo oscuro y los hombres por la luz.

Según los mitos polinesios, de la nada surgió la tierra que emergió del océano y luego se desarrolló la vegetación en ella. Más tarde, los animales del mar llegaron a colonizar y expandirse por esta tierra. Como puede constatarse, esta descripción es inquietante porque está muy cerca de lo que han establecido los científicos modernos con respecto a la evolución de la vida en la Tierra. Siguiendo este mismo esquema de la evolución, los polinesios consideran que:

- **La roca** es esencial porque todo se desarrolla a partir de ella, sin la cual, de hecho, ninguna isla podría existir. Resiste vientos y mareas, y en ella también se encuentra el mundo de los espíritus y los muertos, el de los antepasados. Sobre la roca se formó la tierra, que dio a luz a las plantas, luego a los animales y finalmente llegaron los humanos. Por tanto, la roca es más importante que la tierra porque puede vivir sin ella y no al revés.

- **La tierra** es más importante que las plantas porque puede vivir sin ellas y no al revés.

- **Las plantas** son más importantes que los animales porque pueden vivir sin ellos y no al revés.

- **Los animales** son más importantes que los seres humanos porque pueden vivir sin ellos y no al revés.
- **Entre los humanos**, las mujeres son más importantes que los hombres porque pueden vivir y sobrevivir sin ellos y no al revés.

En las leyendas polinesias hay muchos dioses. Una de ellas cuenta que el semidiós Maui había ido con sus hermanos al mar a pescar al pez gigante Pimoe. Tuvieron dificultades para capturarlo, pero los dioses les añadieron una última prueba prohibiéndoles girarse mientras tiraban de su presa en el viaje

de regreso... y obedecieron. Al llegar cerca de la orilla ya no aguantaban más y se giraron. Pimoe se hizo pedazos y se convirtió en múltiples islas que dieron origen al archipiélago hawaiano.

Otras leyendas explican que dos hermanas, Pelé, la diosa del fuego y los volcanes, y Na Maka O Kahai, diosa del mar, se peleaban a menudo. También estaba Lono, dios de la fertilidad, que habría descendido de un arcoíris para casarse con Laka, otra hermana de Pelé. Por esto los sacerdotes Hakuna realizaban regularmente ceremonias al dios Lono para que las islas hawaianas fuesen fértiles.

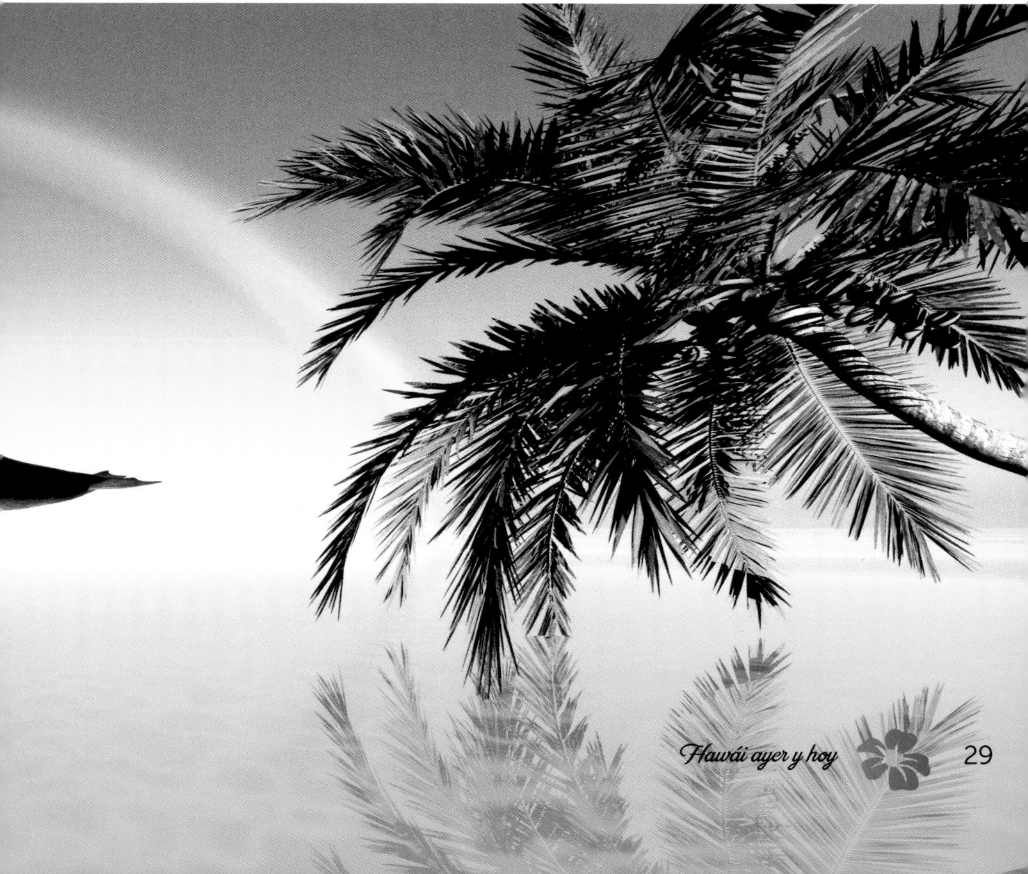

Finalmente, no podemos terminar este capítulo sin mencionar a los menehunes, unos hombres pequeños que no alcanzaban más de un metro de altura y que fueron grandes constructores, en particular de templos y lugares sagrados. Entre ellos estaría el pueblo lua-nu'a, descendientes directos de los lemurianos que habían habitado el continente Mu.

Llegada de los europeos

¿Quién descubrió las islas Hawái? Algunas fuentes mencionan a los españoles en 1580 que surcaban el océano Pacífico desde el puerto mexicano de Acapulco. Si fue así, dejaron poca huella de su paso.

Fue sobre todo el capitán James Cook, un explorador y cartógrafo británico, quien, en su viaje desde Tahití, descubrió oficialmente este archipiélago en 1778. Le dio el nombre de islas Sandwich en honor a su protector, John Montagu, conde de Sandwich y primer lord del Almirantazgo.

Cook murió en 1779 durante un altercado con los nativos. Fue entonces cuando el capitán inglés George Vancouver tomó la dirección de la expedición. Continuó explorando las islas y se hizo amigo del jefe de la isla Grande, Kamehameha, quien solicitó la ayuda y la protección oficial de Inglaterra para que le apoyara en su conquista del archipiélago. Con su colaboración y gracias a sangrientas batallas, dominaron todas las islas y fundaron un reino unificado en 1810. Estas guerras fueron especialmente dolorosas porque las poblaciones habían sido diezmadas unos años antes por las enfermedades traídas por los marineros europeos.

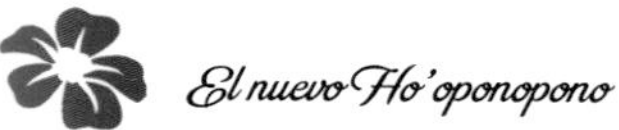

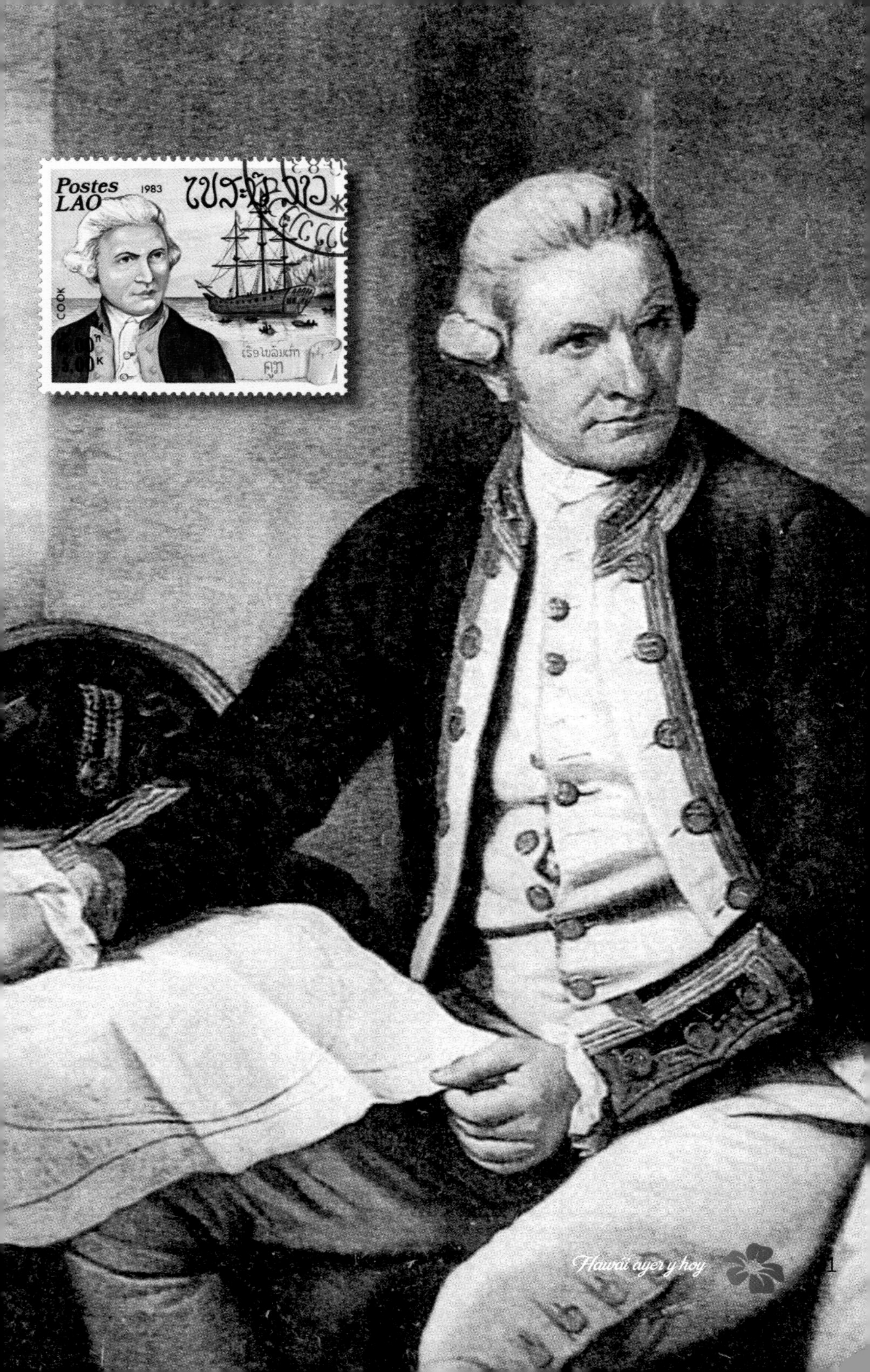
Postes
LAO
1983
COOK

Esta conquista marcó el final del antiguo mundo polinesio y empujó a Hawái hacia Occidente. Empezaron a llegar aventureros de todo el mundo que no tuvieron escrúpulo alguno en saquear los recursos naturales de las islas. A continuación, desembarcaron los misioneros protestantes que, apoyándose en su superioridad moral y civilizadora, hicieron todo lo posible por aniquilar las viejas tradiciones. Así, se impuso la religión cristiana y se prohibió la mayoría de las actividades tradicionales de Hawái.

Posteriormente, a finales del siglo XIX, los Estados Unidos, en pleno expansionismo, lograron expulsar a los ingleses de Hawái para ocupar su lugar. Construyeron la base naval de Pearl Harbor que será atacada por los japoneses en 1941 sin previo aviso, provocando así la entrada de los estadounidenses en la Segunda Guerra Mundial.

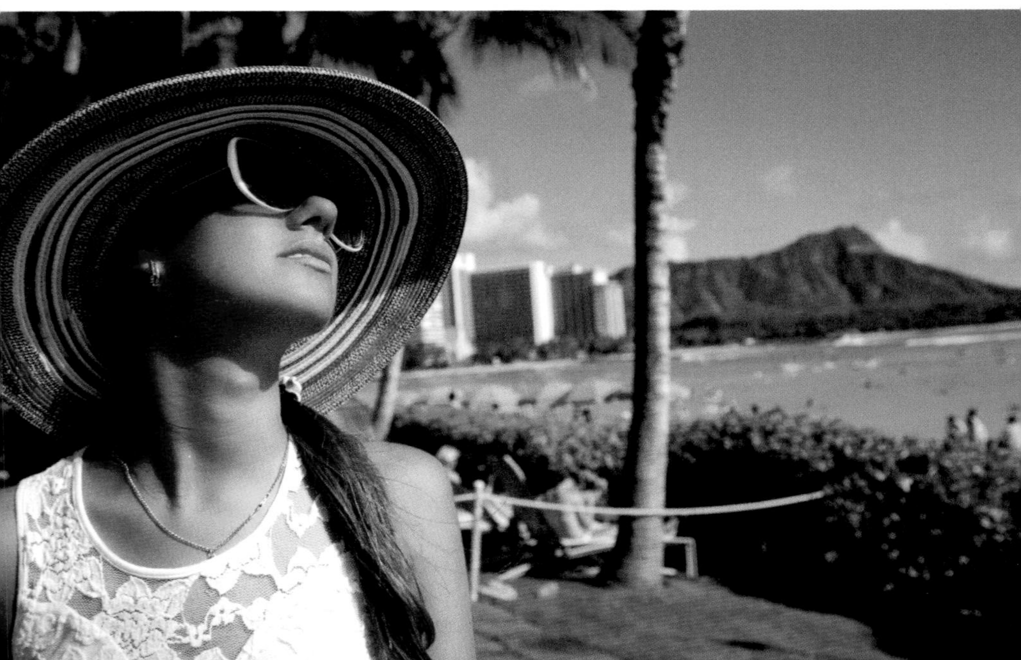

En 1959, después de un polémico referéndum, las islas hawaianas se convirtieron oficialmente en el quincuagésimo estado de los Estados Unidos de América y Honolulu en su capital. En la actualidad, tiene alrededor de 1,3 millones de habitantes, sin contar militares y turistas. A menudo es apodado «Estado de Aloha».

La bandera de Hawái incluye:

- En una esquina: La Union Jack, como recuerdo de su pasado como protectorado inglés.
- Ocho bandas horizontales que representan las ocho islas principales: Ni'ihau, Maui, Molokai, Lanai, Kahoolawe, Hawái (isla Grande), Oahu, Kauai.

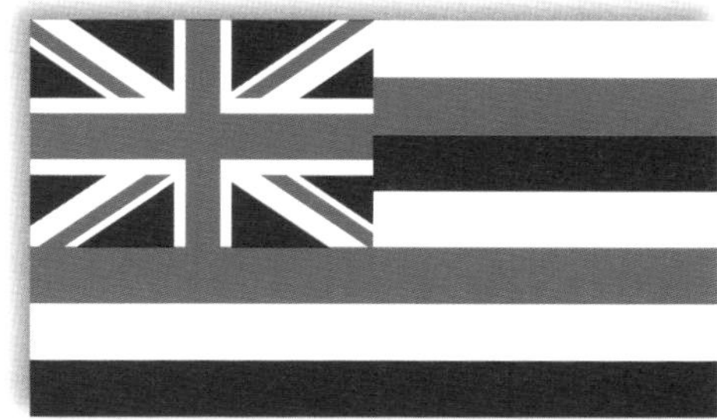

En la actualidad, Hawái se ha convertido en una atracción turística imprescindible que también atrae a muchos artistas, escritores y cineastas, con sus playas de ensueño y maravillosos parajes.

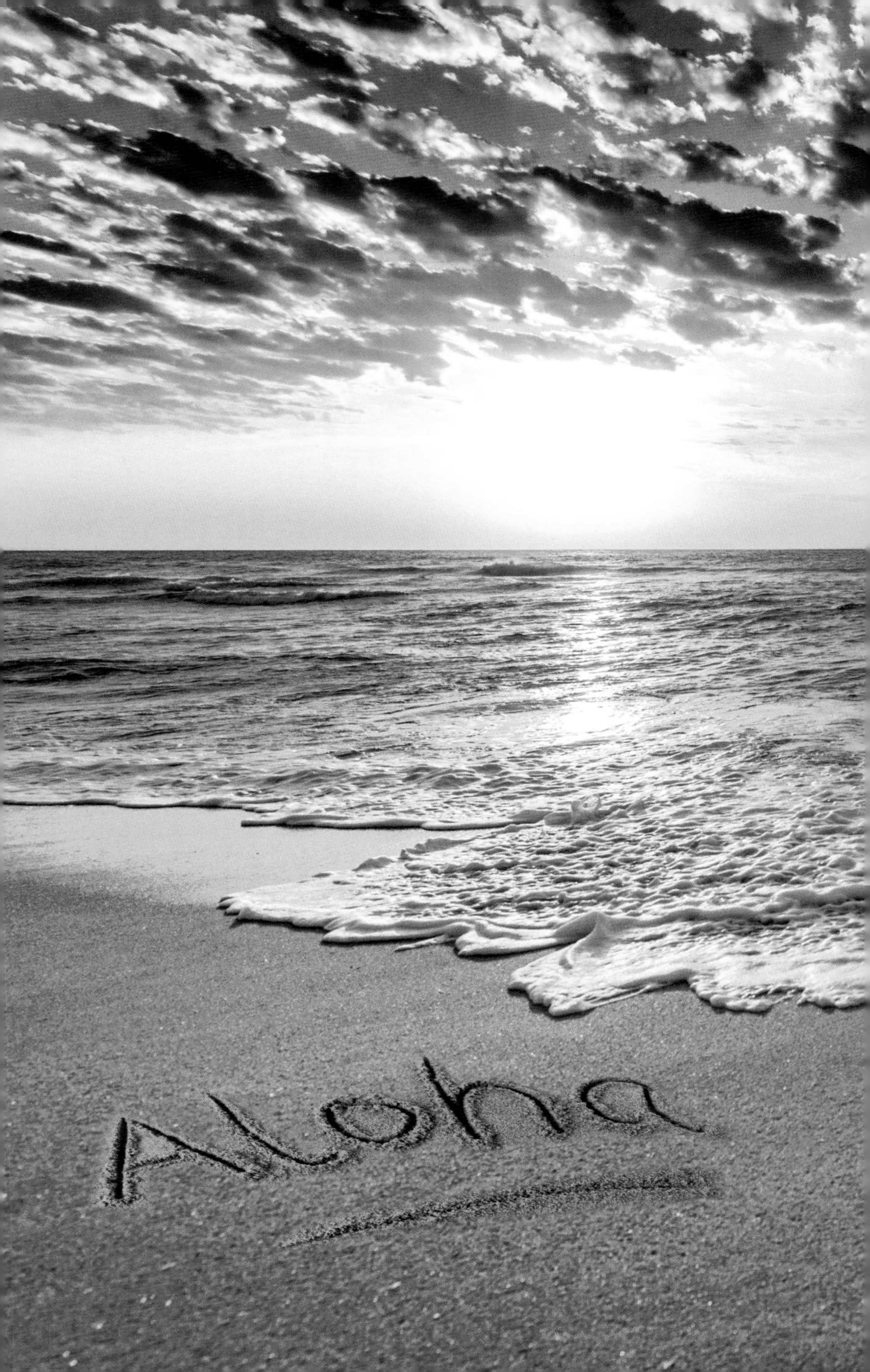
Aloha

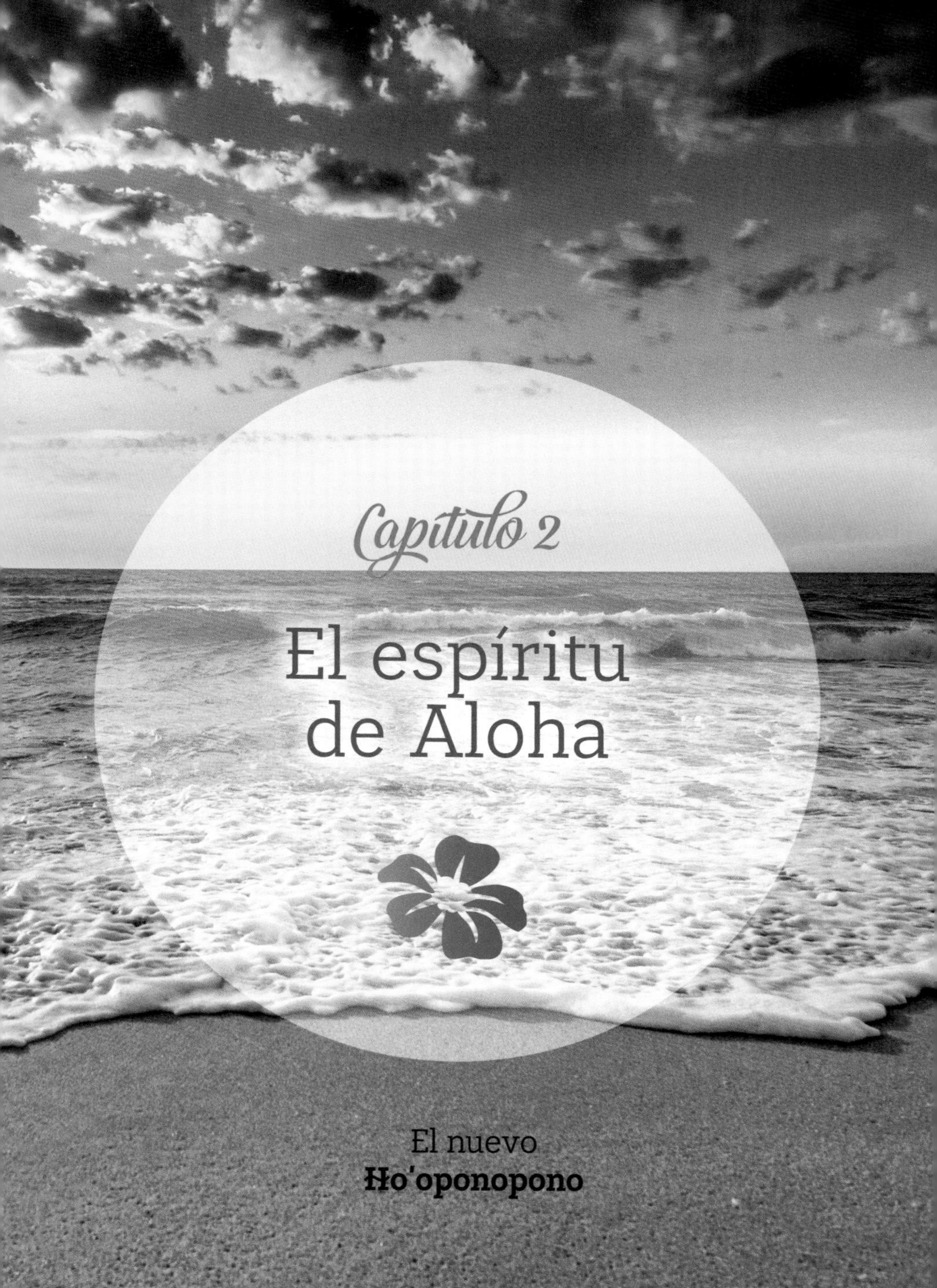

Capítulo 2

El espíritu de Aloha

El nuevo **Ho'oponopono**

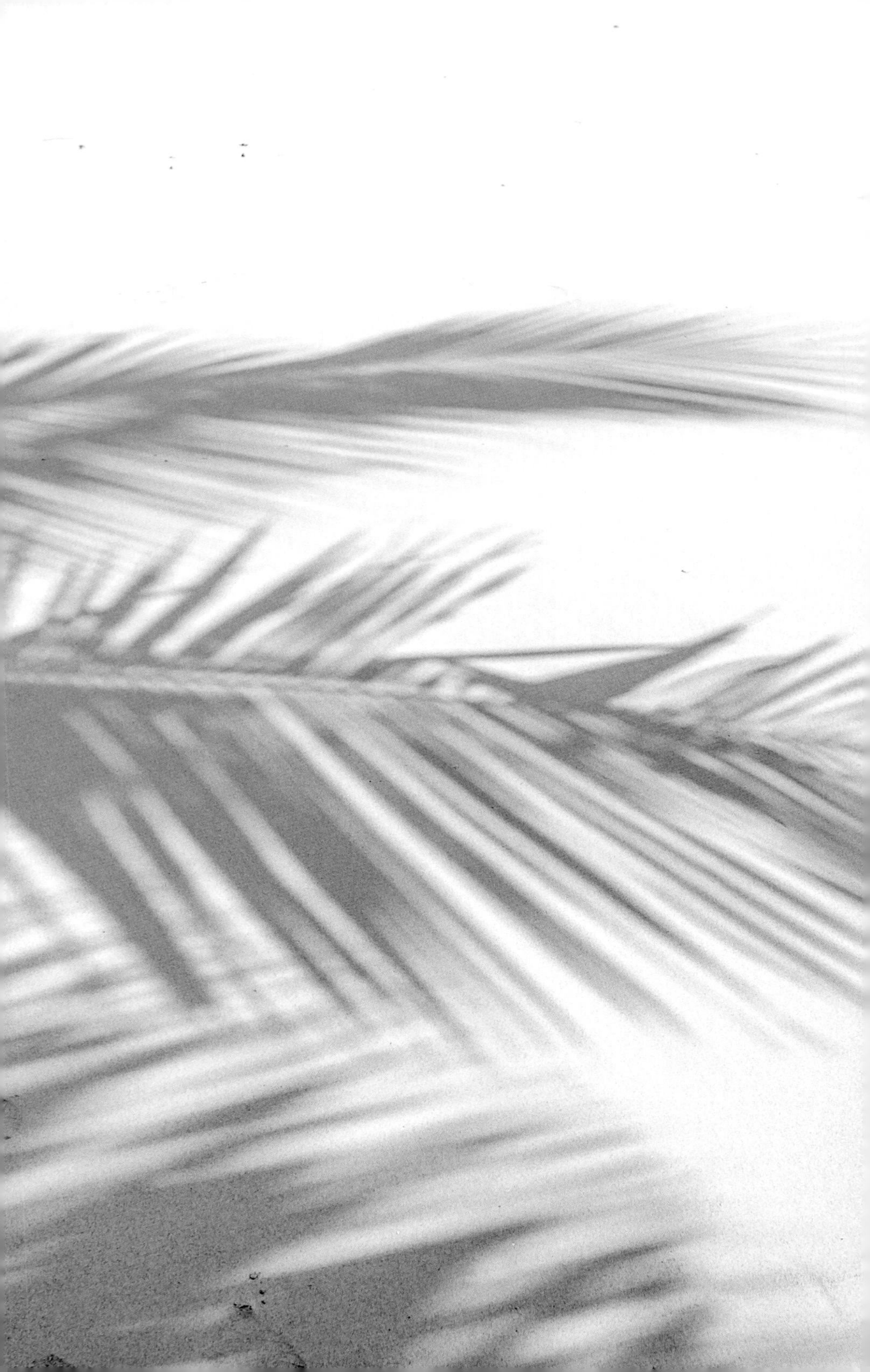

«Aloha para aprender lo que no se dice,
ver lo que no puede ser visto
y saber lo que no puede ser conocido.»

Reina Liliuokalani

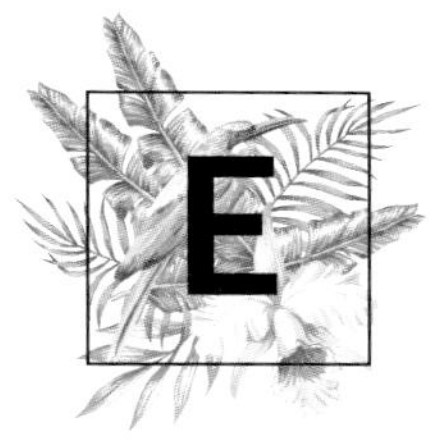

En la actualidad, la palabra hawaiana «Aloha» es conocida en todo el mundo y, en Hawái, se dice y se repite una y otra vez. Muchos la usan para saludar, decir hola o adiós, pero, de hecho, esta palabra va mucho más allá de un simple saludo, ya que expresa la atención, el amor, o incluso el agradecimiento hacia quien se dirige.

Para empezar, existen importantes diferencias en cómo se pronuncia, porque decir simplemente «Aloha» suena hueco y está muy lejos del espíritu Aloha... En cuanto a decir «Alooooohaaaa», como dicen algunos, tampoco tiene nada que ver.

Conviene decir «Alo-Ha» con h aspirada al igual que en la palabra «Ha», término muy importante en la cultura hawaiana, como hemos visto con la etimología de la palabra «Hawai». «Ha» representa el soplo vital... es decir, la energía divina que permite al hombre vivir.

Aloha es un impulso del corazón. Significa que todo lo que se hace y dice es con compasión, reciprocidad y amor. Por eso Aloha es una palabra tan apreciada por los hawaianos.

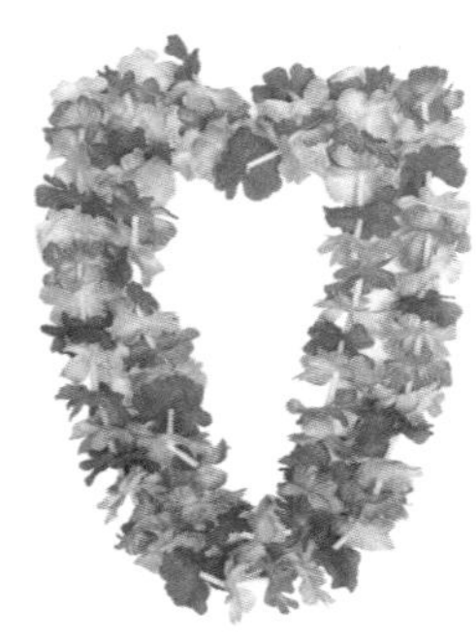

El término «Aloha» se puede encontrar en muchos pueblos del Pacífico con sonidos similares. En él se unen:

- **«Alo»**, que representa el compartir en el momento presente;
- **«Oha»**, que indica que se realiza con alegría y felicidad;
- **«Ha»,** que muestra que se efectúa bajo el aliento divino, o sea, la energía de la vida.

Cuando dices «Aloha» a alguien, le estás indicando que es importante para ti. Es la esencia de las relaciones armoniosas. Una traducción más precisa de Aloha podría ser: «Hola, te quiero». Pero, de nuevo, esta interpretación sería simplificadora. La que quizá se acercaría más sería la expresión utilizada en la película *Avatar* cuando los nativos se saludan diciendo «te veo» lo que significa «tomo en consideración tu existencia y tu presencia. Veo en ti más allá de tus palabras, tus gestos y tus acciones. Te tomo como eres, sin prejuicios o *a priori*.»

Por tanto, Aloha expresa amor, ternura y afecto... sin esperar nada a cambio, pero también alude a la compasión, el agradecimiento, el respeto y la consideración por el otro. Podríamos decir que Aloha es capaz de transformar el sufrimiento en amor.

Una caja de lápices de colores

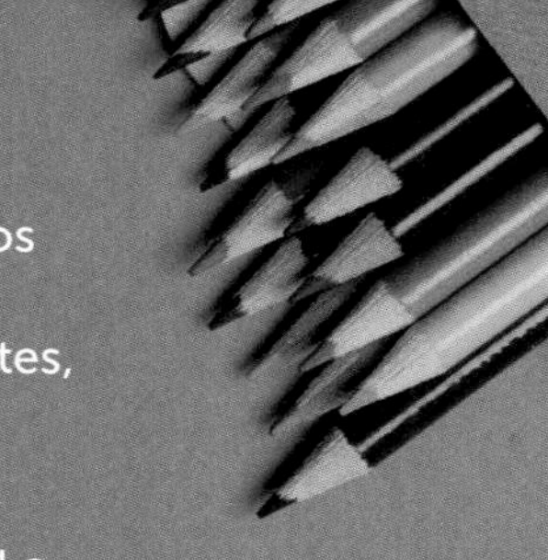

Para los hawaianos, los seres humanos son como lápices de una caja de colores. Son de razas y países diferentes, tienen distintos tamaños, aspectos y religiones...

Pero a los hawaianos no les importa. Lo que realmente cuenta es lo que poseen en su interior. Por tanto, todos son bienvenidos y serán acogidos en la medida en que tengan abierto el corazón.

El espíritu de Aloha proviene de un impulso del corazón que debe manifestarse con gestos y palabras. Con Aloha todo tiene que hacerse con amor.

El espíritu de Aloha significa:

- **Vivir una vida Pono**, es decir, una vida de rectitud e integridad.
- **Usar el Ho'oponopono** para limpiar los pensamientos.
- **Irradiar Aloha**, es decir, vivir en amor y respeto por los demás.
- **Practicar la religión Huna Kupua**, que significa el «secreto de los dioses».

Al hacerlo, las personas se conectan a la energía Mana que no es más que la energía divina de los hawaianos. Aumenta su fuerza y vitalidad, pero también su felicidad, porque este es el increíble beneficio del espíritu de Aloha: hacer felices a las personas en lo más profundo de sí mismas.

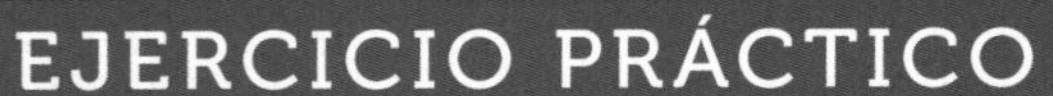

EJERCICIO PRÁCTICO

La bendición

La bendición es un buen ejercicio para acercarte al espíritu de Aloha.

Además, practica la bendición:

De todas las personas que te encuentres cualesquiera que sean.

De todas las situaciones de tu vida:

- las puestas de sol,
- una buena música,
- una velada agradable,
- una lluvia torrencial,

etc.

De todo lo que desees en la vida:

- el éxito de sus proyectos,
- la armonía con tu pareja,
- los avances en tu trabajo,

etc.

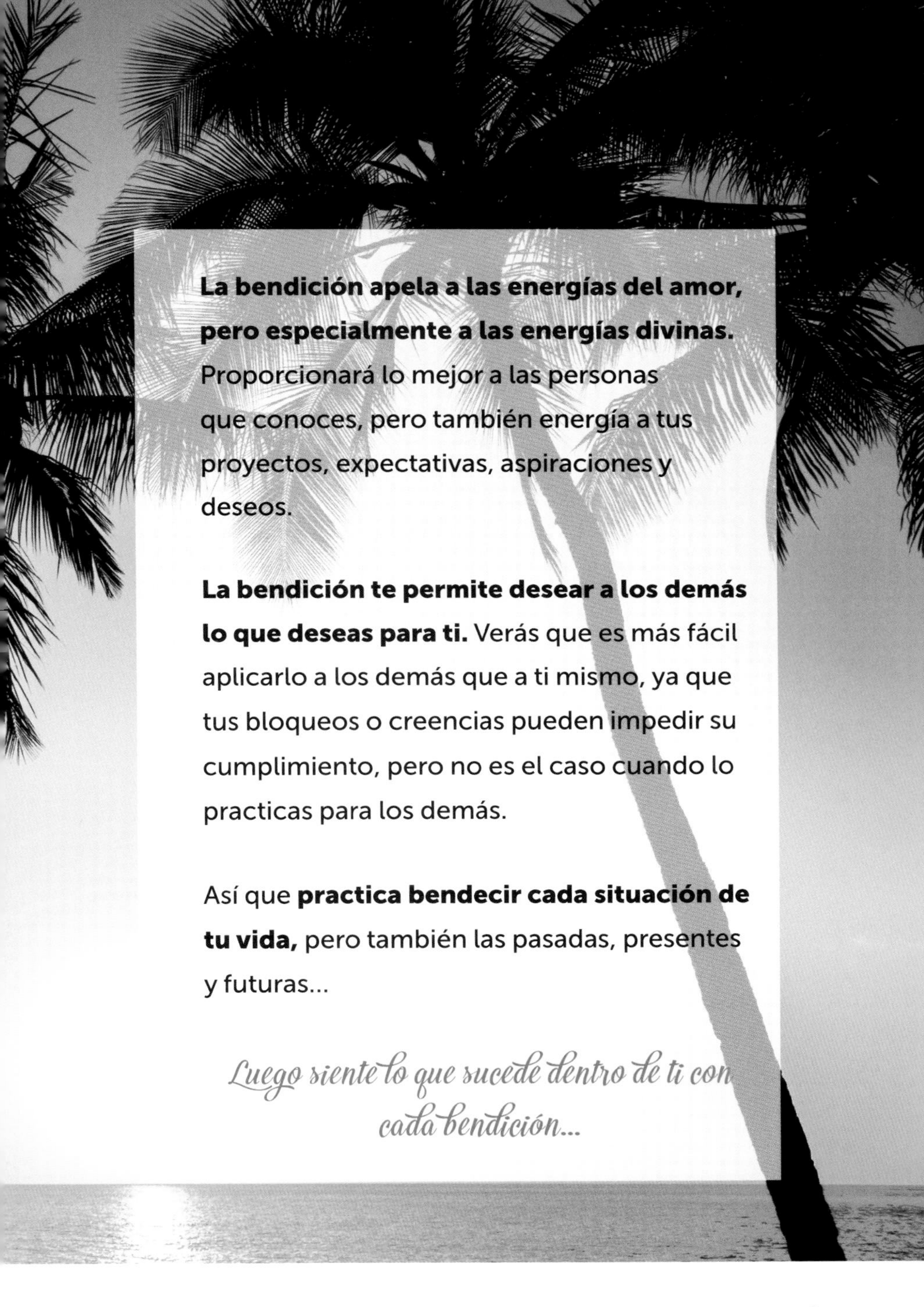

La bendición apela a las energías del amor, pero especialmente a las energías divinas. Proporcionará lo mejor a las personas que conoces, pero también energía a tus proyectos, expectativas, aspiraciones y deseos.

La bendición te permite desear a los demás lo que deseas para ti. Verás que es más fácil aplicarlo a los demás que a ti mismo, ya que tus bloqueos o creencias pueden impedir su cumplimiento, pero no es el caso cuando lo practicas para los demás.

Así que **practica bendecir cada situación de tu vida,** pero también las pasadas, presentes y futuras...

Luego siente lo que sucede dentro de ti con cada bendición...

La constitución del ser humano

Para los antiguos hawaianos, los seres humanos están formados por tres planos de conciencia. Es fácil hacer comparaciones con las representaciones occidentales de la mente, así como con los cuerpos energéticos que constituyen el ser humano[1].

Los tres planos de la conciencia son:

- **Unihipili**, también llamado el «subconsciente mental». Aquí es donde se almacenan las emociones y los recuerdos de las experiencias pasadas. A nivel psicológico, corresponde aproximadamente al **inconsciente**. Por tanto, al igual que el cerebro reptiliano, no tiene sentido crítico y toma todo literalmente. Es fácilmente sugestionable, como hacen los hipnotizadores, y controla todo el sistema nervioso autónomo, que se encarga de las principales funciones del cuerpo (corazón, respiración, digestión, etc.). En el plano energético, corresponde al cuerpo vital, que consta de dos subcapas: el **cuerpo etérico** (kino-aka), que almacena la energía vital (Mana), y el **cuerpo astral**, donde se forman las emociones.

- **Uhane** o «consciente mental». Es donde está asentado el intelecto, el análisis y el razonamiento lógico, y nos recuerda el hemisferio izquierdo, el llamado «masculino». Es el que toma las decisiones y también alberga el libre

1. Para más información sobre los cuerpos energéticos, ver el libro del Dr. Luc Bodin, *Manual de sanación energética*, Editorial Panamericana, 2015.

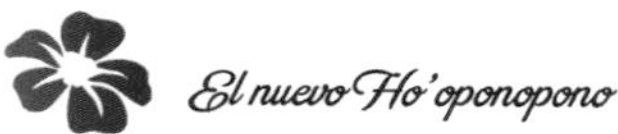

albedrío de los individuos. En el plano psicológico, corresponde al **consciente**. Le afectan las emociones y recuerdos del unihipili (inconsciente), pero también es capaz de influir a través de los pensamientos, la imaginación y las visualizaciones. Corresponde al cuerpo energético «bajo mental».

- **Amakua**, o «super consciente mental». Permite elevar el punto de vista de los individuos por encima de lo material. Lleva a visiones elevadas de la vida y de las dificultades encontradas a lo largo de ella. Algunos hablan de «conciencia divina» porque hace posible el desarrollo de la espiritualidad y los contactos con los seres de la luz y lo divino. En él se desarrollan la intuición, el sentimiento y la síntesis, así como las actividades artísticas y la entrega de uno mismo... Corresponde al hemisferio derecho, considerado «femenino», y al cuerpo energético «alto mental».

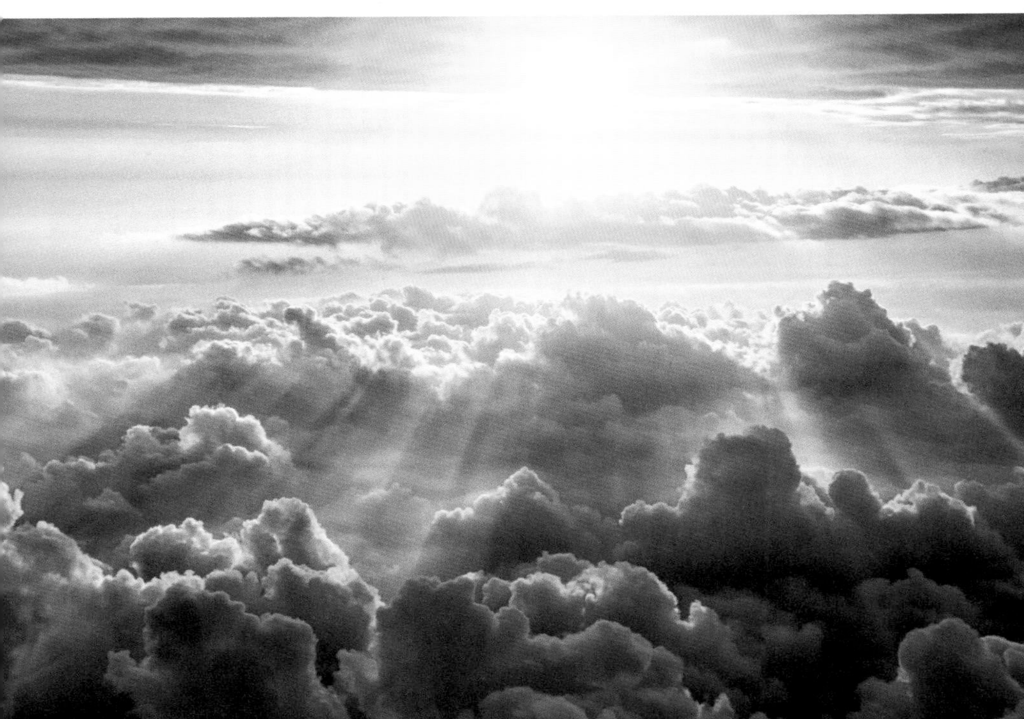

Finalmente, está la **inteligencia divina** que no corresponde a ningún plano de la conciencia. Es a la vez la parte más central y la más íntima de un individuo, pero también abarca su totalidad. Es, por así decirlo, tanto el continente como el contenido. Representa la **propia identidad**, el ser interior, es decir, el verdadero ser que ha venido a evolucionar y aprender sobre esta Tierra durante su encarnación. Es la fuente de inspiración y el nivel en que se halla **el alma**, la parte más pura del ser humano y más cercana a la energía divina. Corresponde al cuerpo espiritual.

Para tener una vida equilibrada, es importante que estos tres niveles de conciencia trabajen en armonía y permanezcan conectados al Creador divino. Solo bajo esta condición los individuos desarrollan su identidad y su alma.

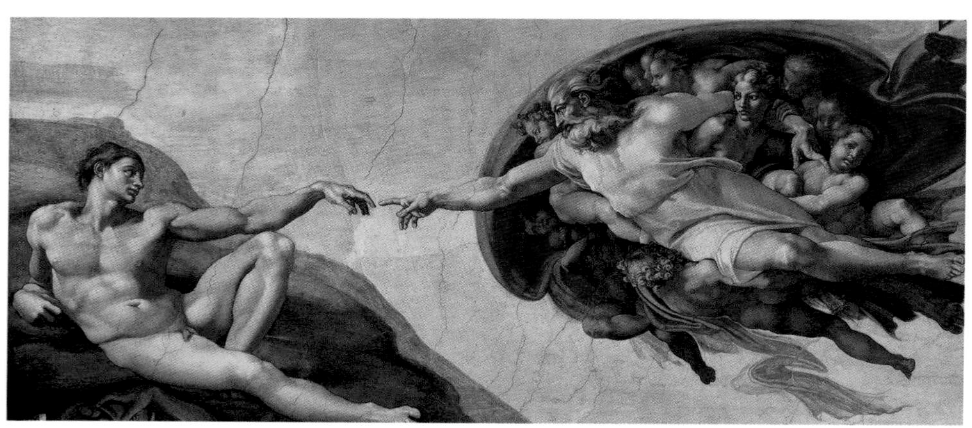

Ha y Mana

El Ha representa la energía que existe en abundancia en todo el universo. El cuerpo de las personas la absorbe y la convierte en Mana, es decir, en energía vital que aporta fuerza y vitalidad al cuerpo y a la mente.

El Ha

El Ha (con h aspirada) representa el soplo divino, el soplo vital, la energía de la vida presente en todas las cosas. Lo simboliza el primer llanto del recién nacido y desaparece al morir, con el último suspiro. Se encuentra en la primera sílaba de la palabra «Hawái». Este soplo divino está representado en la pintura de Miguel Ángel, la *Creación de Adán*, en la que Dios toca a Adán con su dedo para transmitirle el soplo de la vida. También lo encontramos en los frescos egipcios donde los dioses transmiten al Faraón la energía vital simbolizada por la cruz de Anj.

Ha es una energía espiritual que fluye continuamente en el universo. Abunda y está disponible para todos. Esta energía universal es la que, una vez orientada por un pensamiento-información, está en el origen de todo lo que nos sucede en la vida: materialización, acción, evolución, etc.

EJERCICIOS PRÁCTICOS

Respiración Ha

Para la respiración Ha sigue cuatro pasos:

1. **Inspira por la nariz visualizando la energía, pero también la fuerza, la belleza, lo bueno y lo positivo que entran en ti.** Con cada inspiración, sentirás más energía dentro de ti.

2. Retén el aire al final de la inspiración durante 3 o 4 segundos. Mientras, **visualiza que la energía del aire inspirado se difunde por todo el cuerpo.**

3. Espira por boca, lentamente (más lentamente que durante la inspiración) realizando el sonido «Ha». **Limpiará tu cuerpo y reconectará con tu ser interior.** Recuerda canalizar esta energía con pensamientos positivos, como la abundancia que vas a tener en la vida o la armonía que se producirá con tu pareja, etc.

4. **Aguanta la respiración al final de la espiración durante 3 o 4 segundos** antes de comenzar de nuevo.

Este tipo de respiración es muy eficaz para recargar energía.

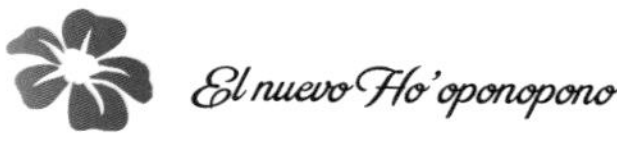

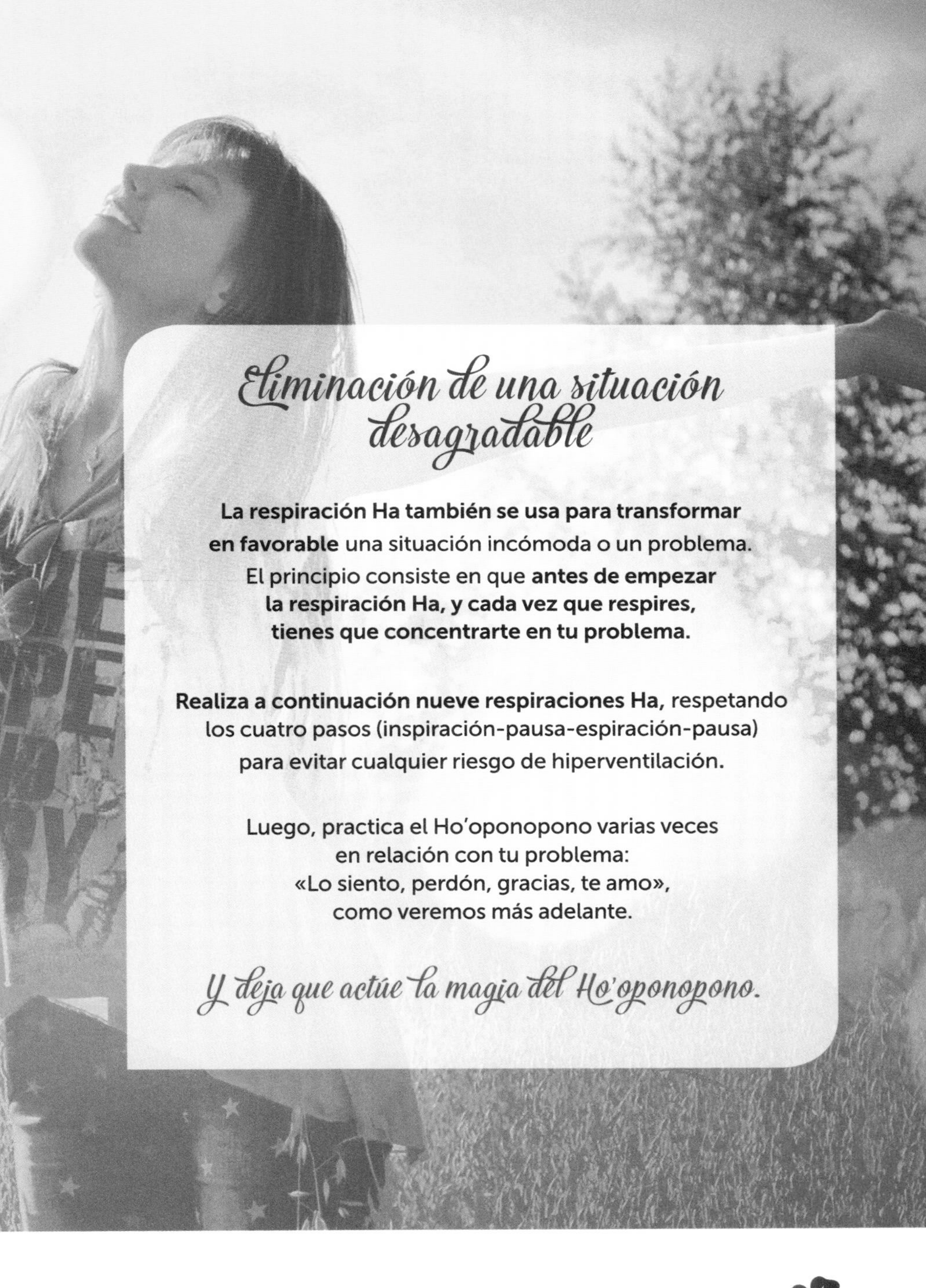

Eliminación de una situación desagradable

La respiración Ha también se usa para transformar en favorable una situación incómoda o un problema. El principio consiste en que **antes de empezar la respiración Ha, y cada vez que respires, tienes que concentrarte en tu problema.**

Realiza a continuación nueve respiraciones Ha, respetando los cuatro pasos (inspiración-pausa-espiración-pausa) para evitar cualquier riesgo de hiperventilación.

Luego, practica el Ho'oponopono varias veces en relación con tu problema: «Lo siento, perdón, gracias, te amo», como veremos más adelante.

Y deja que actúe la magia del Ho'oponopono.

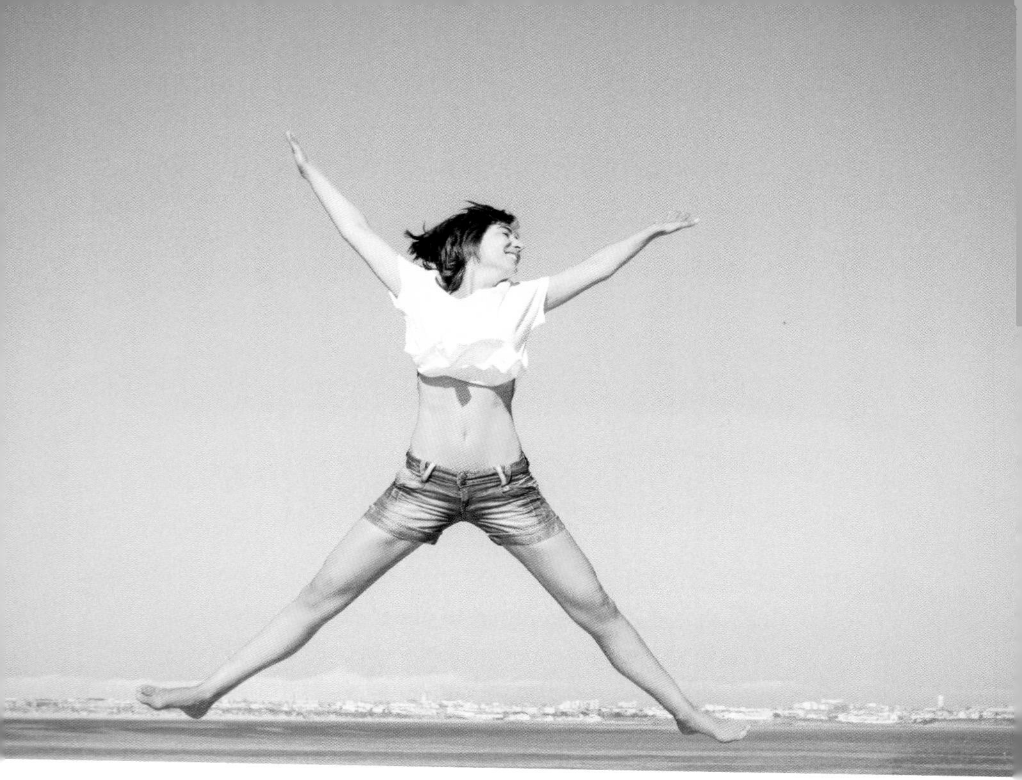

El Mana es una emanación de la energía espiritual. Constituye la fuerza vital de los individuos. Circula a través de los cordones Aka del interior del cuerpo basados en el mismo principio que los meridianos de la medicina tradicional china o los nadi del Ayurveda. Esta circulación es libre y regular, y bloquearla conlleva tarde o temprano un problema de salud. El Mana siempre debe ser abundante para que la persona sea y siga siendo dueña de sí misma.

Para los antiguos hawaianos, un Mana abundante y fuerte convierte a las personas en invencibles y las sitúa más allá del miedo.

Por tanto, el Mana es la energía vital que fluye por el cuerpo humano a través de los cordones Aka. Se almacena en el Kino-aka, que corresponde al primer cuerpo energético al que llamamos cuerpo etérico y tiene una doble función:

- *Capturar la energía universal* que es luego almacenada en forma de energía vital, el Mana, que proporciona constantemente al cuerpo físico la energía necesaria para sus actividades diurnas y su reparación nocturna.

- *Moldear el cuerpo físico* que le confiere su forma y su aspecto. También están representados todos los órganos del cuerpo. Los sanadores filipinos actúan a este nivel.

El Mana también circula entre los individuos. Algunas personas lo usan y abusan robando la energía de sus contemporáneos de una manera consciente o inconsciente, como James Redfield explica en el libro *La profecía de los Andes* donde afirma que la ira, la sumisión, la ignorancia y otras actitudes son formas de robar la energía de quienes nos rodean.

El Mana también se encuentra en los objetos, las piedras, las plantas y, por supuesto, los animales. Max Freedom Long (ver más adelante en el capítulo sobre la Huna) también sugirió que la transmisión del Mana a los alimentos les permite conservarse más tiempo y al agua revitalizarse.

EJERCICIO PRÁCTICO

Captación de la energía universal

Durante este ejercicio, pon música suave, relajante o religiosa según tus preferencias. Te ayudará a relajarte.

Luego, **siéntate cómodamente** en una silla o un sillón y sostén la cabeza derecha, dirigida hacia arriba. Inclina la frente ligeramente hacia adelante, mientras echas la barbilla un poco hacia dentro.

Si lo deseas (no es obligatorio), coloca las manos sobre los muslos, las palmas hacia arriba.

A continuación, **vacía tu mente** y pide recibir **energía universal.**

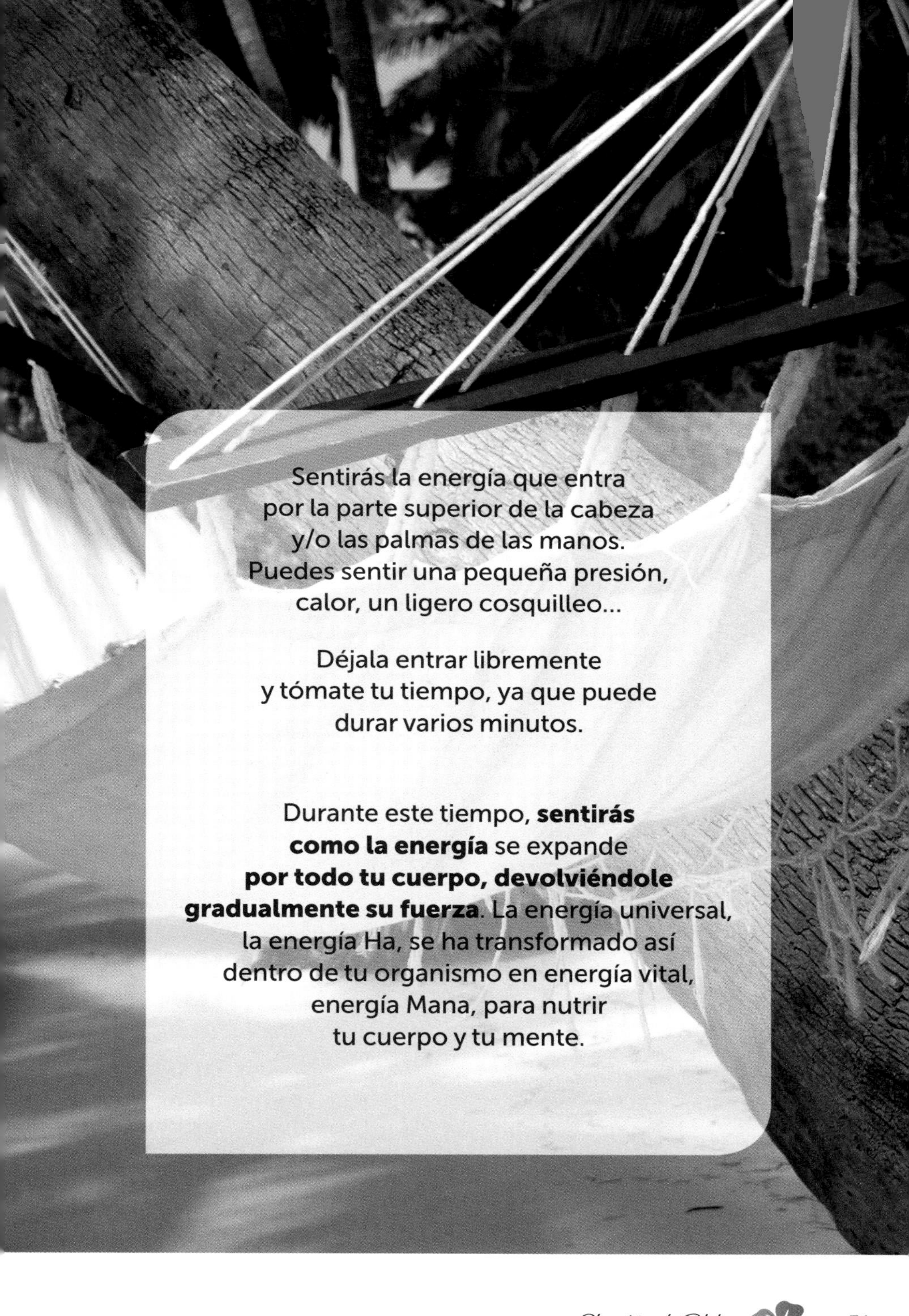

Sentirás la energía que entra
por la parte superior de la cabeza
y/o las palmas de las manos.
Puedes sentir una pequeña presión,
calor, un ligero cosquilleo...

Déjala entrar libremente
y tómate tu tiempo, ya que puede
durar varios minutos.

Durante este tiempo, **sentirás como la energía** se expande **por todo tu cuerpo, devolviéndole gradualmente su fuerza**. La energía universal, la energía Ha, se ha transformado así dentro de tu organismo en energía vital, energía Mana, para nutrir tu cuerpo y tu mente.

Es pues importante que tengas constantemente a tu disposición una gran cantidad de energía para poder hacer frente a todos los peligros de la vida y conservar la salud... incluso para hacerte invencible, como decían los antiguos hawaianos.

Tradiciones hawaianas

El espíritu de Aloha ofrece hermosas creaciones que actualmente son conocidas en todo el mundo, como:

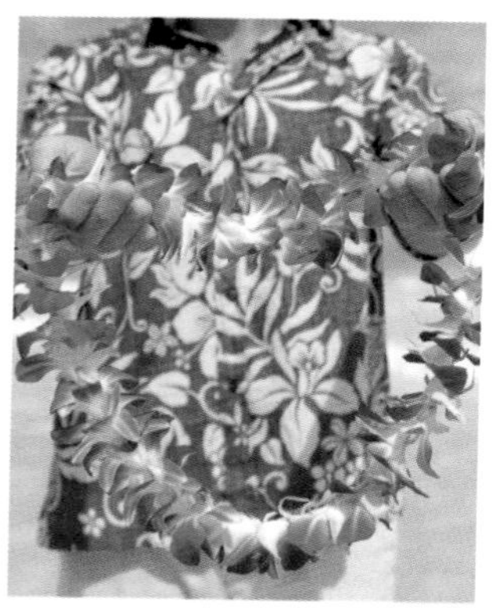

- **El regalo de Aloha**, el hermoso collar de flores frescas que se entrega a los viajeros a su llegada y su partida como señal de bienvenida y despedida. Según la leyenda, se entregaba un collar a un marinero al hacerse a la mar y éste debía echarlo al agua. Si el collar regresaba a la playa, significaba que algún día el marinero volvería a Hawái.

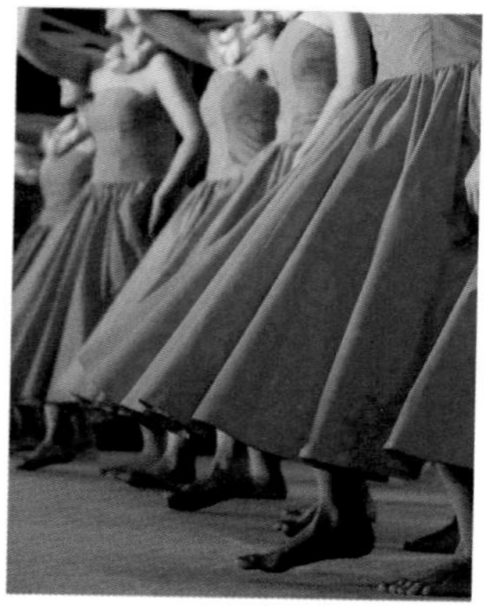

- **La camisa Aloha**, famosa camisa hawaiana estampada con distintos motivos y de vivos colores, es usada preferentemente los viernes (Aloha Friday), mientras las mujeres se ponen tradicionales vestidos largos hawaianos.

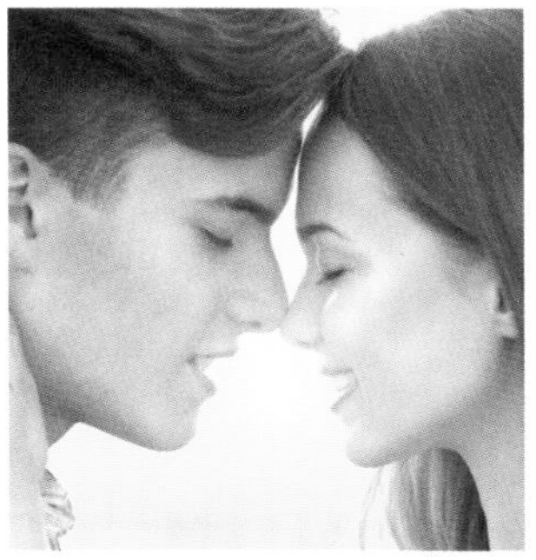

• **El beso hawaiano** se da frente contra frente y mirándose a los ojos. Expresa toda la intensidad de Aloha y especialmente la noción de ver al otro más allá de las apariencias. Es un verdadero beso de alma a alma.

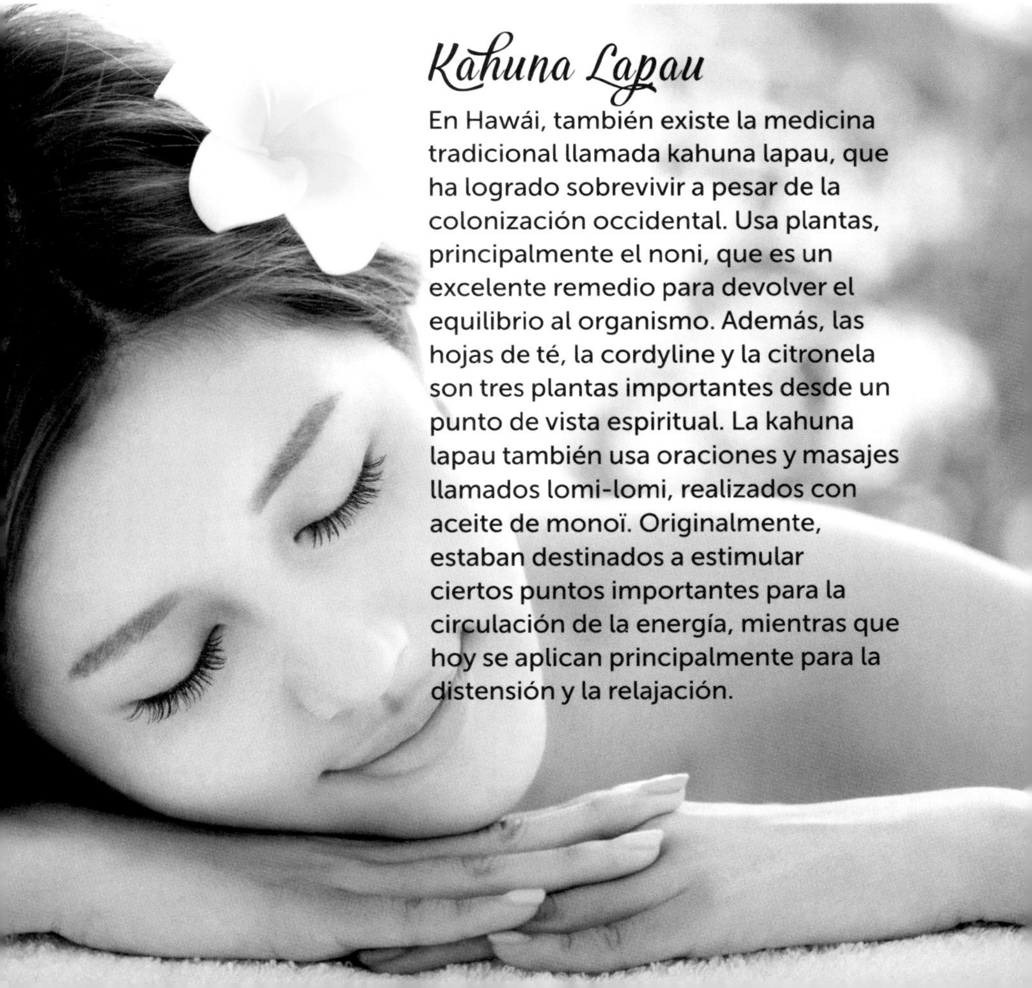

Kahuna Lapau

En Hawái, también existe la medicina tradicional llamada kahuna lapau, que ha logrado sobrevivir a pesar de la colonización occidental. Usa plantas, principalmente el noni, que es un excelente remedio para devolver el equilibrio al organismo. Además, las hojas de té, la cordyline y la citronela son tres plantas importantes desde un punto de vista espiritual. La kahuna lapau también usa oraciones y masajes llamados lomi-lomi, realizados con aceite de monoï. Originalmente, estaban destinados a estimular ciertos puntos importantes para la circulación de la energía, mientras que hoy se aplican principalmente para la distensión y la relajación.

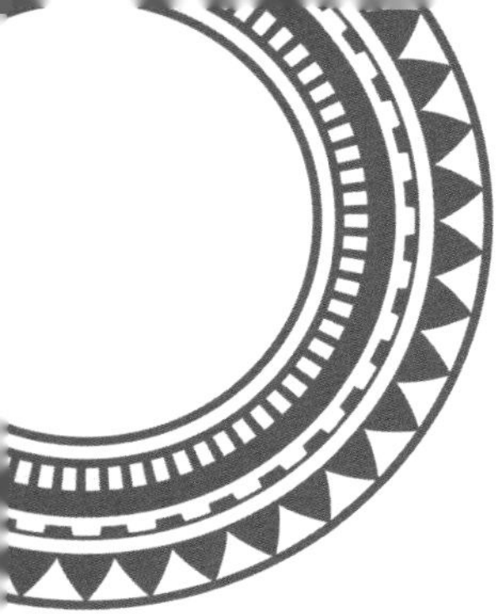

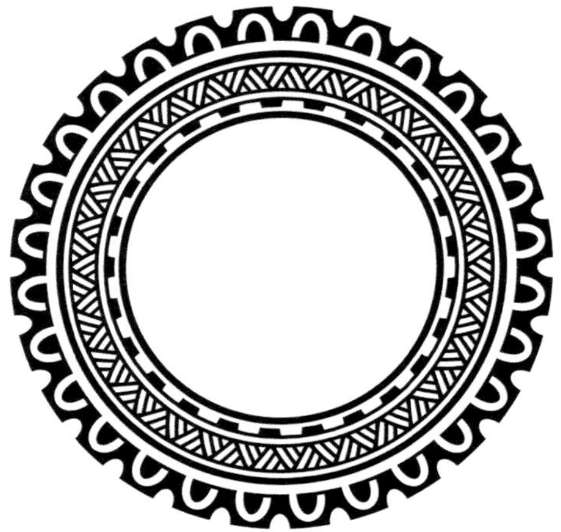

- **El tatuaje** era un importante signo distintivo. Indicaba la pertenencia a un clan en concreto, pero también el lugar ocupado dentro de este clan. Solo los altos dignatarios estaban autorizados a tatuarse la cara.

- **El hula es una danza tradicional** para pedir la benevolencia de los dioses. Prohibido por los misioneros, el hula se reintrodujo en los años setenta del siglo XX en la forma de huka'auana, acompañado de canciones, guitarras y el ukelele.

- **El surf**, llamado he'e nalu, se practica en Hawái desde el siglo XV. En el pasado, los reyes usaban tablas de seis a siete metros de largo y ningún surfista empezaba a practicar sin antes haber realizado una oración para pedir la clemencia de los elementos.

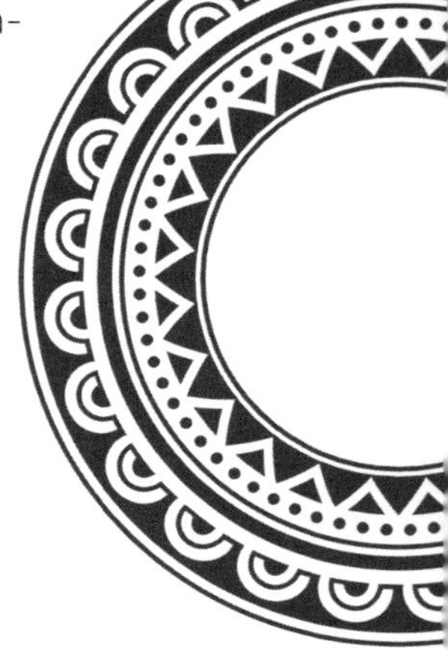

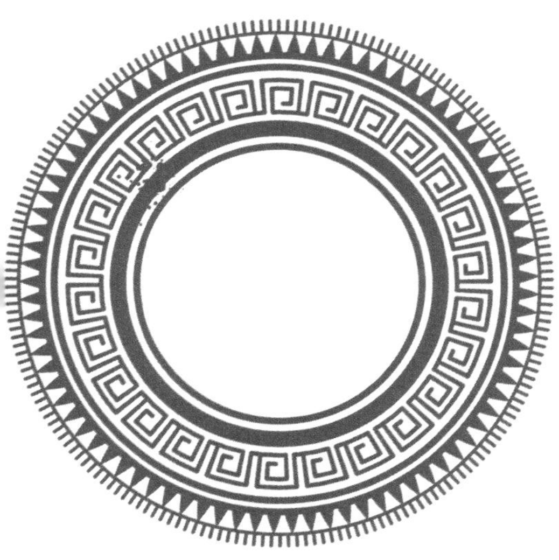

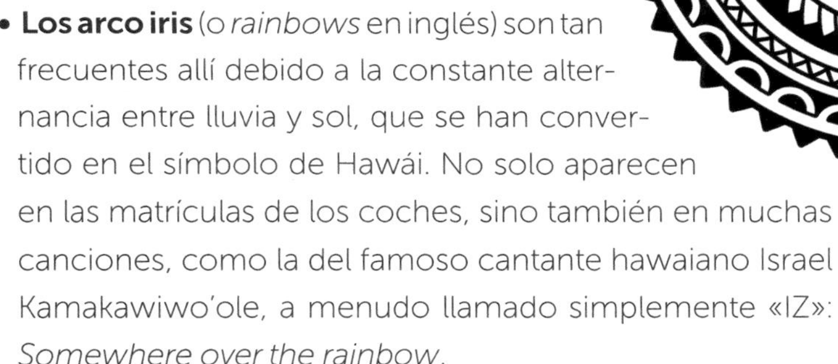

- **Los arco iris** (o *rainbows* en inglés) son tan frecuentes allí debido a la constante alternancia entre lluvia y sol, que se han convertido en el símbolo de Hawái. No solo aparecen en las matrículas de los coches, sino también en muchas canciones, como la del famoso cantante hawaiano Israel Kamakawiwo'ole, a menudo llamado simplemente «IZ»: *Somewhere over the rainbow*.

- **Shaka es un gesto realizado con la mano,** con el dedo meñique y el pulgar levantado. Significa «relájate», «genial», pero también se usa como saludo, o para decir gracias o adiós.

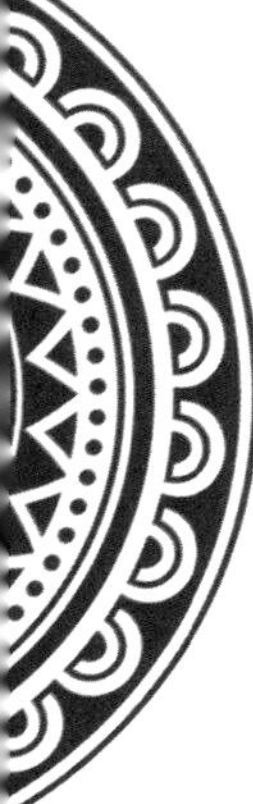

Hawái tiene sin duda muchos tesoros, todos ellos impulsados por un espíritu común, el espíritu de Aloha, al cual pertenece el Ho'oponopono.

Capítulo 3

La Huna

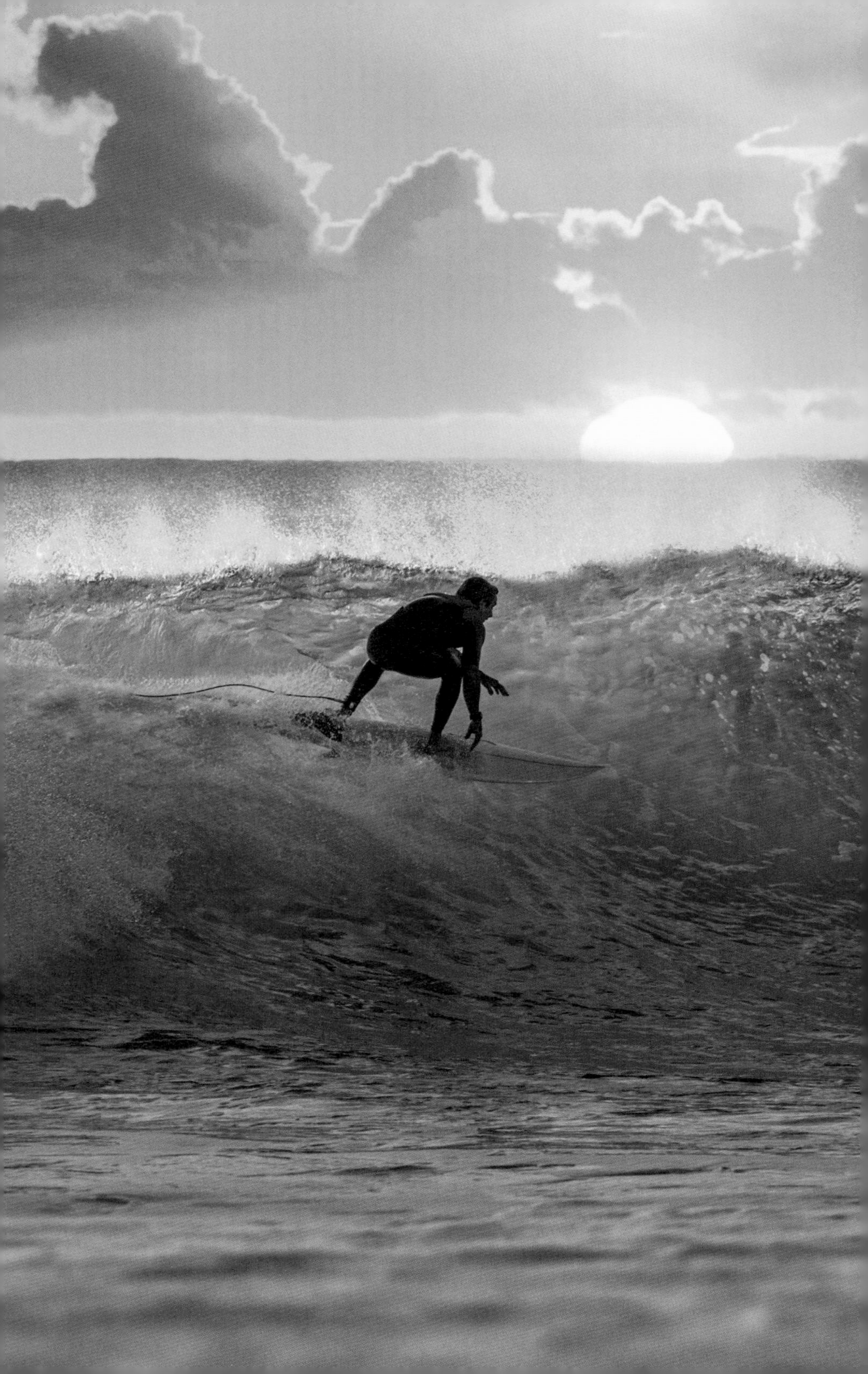

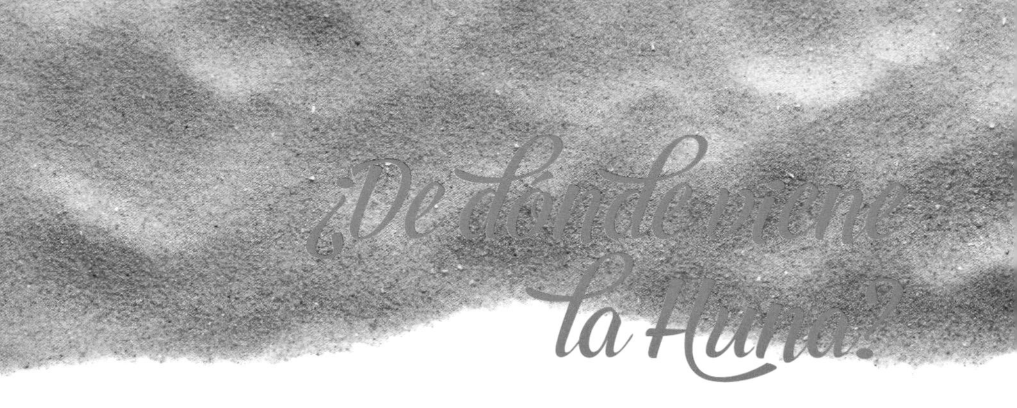

¿De dónde viene la Huna?

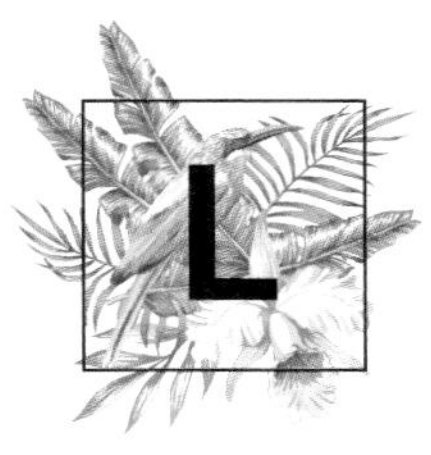

La Huna es solo una presentación del pensamiento hawaiano realizada por Max Freedom Long[1] y retomada luego por Serge Kahili King[2]. La Huna no existía entre los antiguos hawaianos, sino que fue creada, así como la misma palabra, por Long, quien de este modo intentó resumir las tradiciones locales. Por tanto, es el fruto de la observación de una persona extranjera que describió las costumbres a través de su experiencia y su punto de vista, y por esto muchos hawaianos tradicionales consideran que partes importantes descritas en la Huna no son de origen hawaiano y las rechazan.

Según Serge Kahili King, los preceptos descritos en la Huna derivan de los conocimientos secretos de los propios kahuna, es decir, de la élite y los sumos sacerdotes hawaianos. Esta

1. Max Freedom Long (1890-1971): profesor estadounidense que fue a enseñar en Hawái. Al principio, era muy escéptico con las prácticas hawaianas que comenzó calificando de mágicas, antes de convencerse de sus ventajas. Luego empezó a compilarlas bajo el término «Huna», que tomó prestado de kahuna, el nombre dado a los sumos sacerdotes que practican estos «secretos ocultos».

2. Serge Kahili King es el fundador de Aloha International y autor de *Huna: el secreto hawaiano*, Urano, 2013.

sabiduría ancestral y esotérica provenía de Lemuria[1], se basa en siete grandes principios que corresponden a una determinada visión del mundo. Como verás, están relacionados con los recientes descubrimientos de la física cuántica. Así, parece bastante extraordinario que la investigación más avanzada de la ciencia actual corrobore los frutos de la intuición y la observación de los antiguos hawaianos.

Los siete principios de la Huna

EXTRAÍDOS DE LA SABIDURÍA ESOTÉRICA POLINESIA Y ESTABLECIDOS POR MAX FREEDOM LONG

1. El mundo es como piensas.
2. No existen límites.
3. La energía fluye hacia la atención.
4. El momento del poder es ahora.
5. Amar es ser feliz.
6. Todo poder viene del interior.
7. La eficacia es la medida de la verdad.

1. Lemuria, también llamada «Mu», es un país mítico que habría existido antes de la aparición de la Atlántida. Para algunos estaría situada en un continente gigantesco, hoy desaparecido, que cubría gran parte del océano Pacífico actual, mientras que, para otros, «Mu» correspondería al conjunto de la superficie terrestre de la época. Sea como sea, las islas del Pacífico (entre ellas Hawái) serían las que mejor habrían conservado la huella de esta antigua civilización.

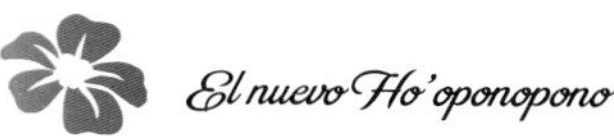

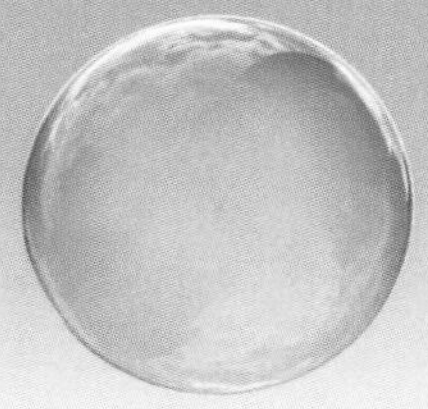

❶ IKE

El mundo es como piensas

Según la física cuántica, el universo es un gran campo de potenciales. El pensamiento, el tuyo, atrae hacia ti el potencial que le corresponde, es decir, una situación de su misma naturaleza. Por tanto, estás constantemente creando tu entorno de acuerdo con tus ideas.

Desde otro punto de vista, se puede decir que tus pensamientos atraen todas las situaciones que vives gracias a la «ley de la atracción». De hecho, esta ley, también llamada «ley de la resonancia», explica que dos energías de la misma frecuencia se atraen, y que, por consiguiente, las ideas atraen situaciones de su mismo tipo. Por tanto, son totalmente responsables de tus experiencias. Por ejemplo, si crees que tu vecino te culpa de algo o que no sirves para nada, atraerás hacia ti situaciones de esa misma índole, que reforzarán tu idea original, un verdadero círculo vicioso difícil de romper.

Pero, en este caso, surge una primera pregunta. Si mis pensamientos atraen todas las situaciones que ocurren en mi vida, ¿por qué vivo acontecimientos dolorosos, incluso francamente desagradables? Como todo el mundo, aspiras a tener una vida feliz, armoniosa y especialmente sin problemas. La respuesta es simple, como explican los psicólogos y psiquiatras, te dominan los pensamientos inconscientes y no los conscientes, como generalmente crees. Están dominados por tus creencias, valores, sufrimientos no digeridos, envidias, resentimientos... y, por tanto, si desde tu infancia te han inculcado que eres un inútil y no sirves para nada, esta creencia ha quedado impresa en ti y atrae constantemente situaciones de infravaloración, que solo refuerzan la creencia de que no vales para nada. Te has creado un mundo particular que te coloca por debajo de los demás.

Siguiendo el mismo proceso, debes incorporar la idea de que, si cambias tu punto de vista sobre ti mismo, si adoptas una visión más positiva, como: «Soy una persona con talento» o «se puede confiar en mi» o «voy a lograrlo», atraerás situaciones parecidas, lo que cambiará radicalmente tu vida.

Puedes atraer lo mejor y lo peor, depende totalmente de tus pensamientos.

Breve historia de convicciones

Un marinero llegó a un puerto y preguntó a un anciano sentado en un barril a la sombra de un gran árbol:

— *Parece que los visitantes deben estar atentos en este puerto porque son mal vistos por los habitantes y a menudo les agreden. ¿Es verdad?*

— *¡Hum! Tienes razón en ser cauteloso porque aquí los extranjeros no son bienvenidos* —dijo el viejo rascándose la barba.

—*Gracias, señor* —respondió el marinero manteniéndose **alerta.**

Al cabo de un tiempo, llegó otro marinero y le dijo al anciano.

— *Dime, abuelo, me han contado que aquí los visitantes son recibidos de forma maravillosa y que los habitantes siempre sonríen y son amables con los extranjeros. ¿Es verdad?*

— *¡Hum! Te han informado bien. Aquí, los visitantes son siempre bienvenidos. A menudo se organizan fiestas en su honor* —dijo el viejo rascándose la barba de nuevo.

— *¡Qué bien! Este país es realmente maravilloso* —respondió el marinero frotándose las manos.

Y se fue lanzándole una monedita al anciano como agradecimiento.

—*Gracias por la información* —agregó.

Cuando el anciano estaba a punto de reanudar su siesta, un hombre que había asistido a la escena se le acercó:

—*Has dado una información completamente diferente a estos dos marineros. ¡Qué cara! ¿Me puedes explicar por qué?* —preguntó el hombre, mirando mal al anciano.

—*¡Oh, no les mentí!* —respondió, con mirada maliciosa—. *Estos hombres encontrarán aquí exactamente lo que trajeron. Si uno cree que va a encontrar un lugar desagradable y agresivo, eso es lo que va a vivir, a diferencia del que piensa que va a llegar a un lugar idílico donde vivirá una experiencia magnífica.*

Cada uno encontrará lo que ha traído en su corazón.

Se plantea de inmediato una segunda cuestión: como no estoy solo en la Tierra, es imposible que sea yo, o al menos no solo yo, quien crea el universo. Esta reflexión es pertinente y parcialmente cierta, porque todos vivimos en un espacio-tiempo común y, por tanto, estamos obligados a respetar (incluso a someternos) a las leyes. Sin embargo, dentro de este gran conjunto, no hay un solo mundo donde estemos todos juntos. Hay miles de millones de mundos y cada cual tiene «el suyo propio», diferente del vecino. No hay uno que contenga de siete a ocho mil millones de personas, sino de siete a ocho mil millones de mundos que están unidos por un espacio-tiempo común. Cada mundo tiene su propia autonomía, aunque se pueden hacer intercambios, cuando están conectados por pensamientos comunes, como en un acontecimiento, una investigación, etc.

Por otro lado, el hecho de que tu mente esté dominada por pensamientos inconscientes explica por qué, cuando pides algo, no siempre lo obtienes. Por ejemplo, al solicitar tener éxito en un nuevo trabajo, puedes conseguir exactamente lo contrario... porque tus pensamientos inconscientes están dominados por la creencia de que nunca vas a llegar a ninguna parte. ¡Pero afortunadamente, el Ho'oponopono está aquí! Te permitirá borrar este tipo de programa dañino sin ni siquiera saber cuál es su origen.

Lo interesante de este proceso es que tus pensamientos crean el universo en que vives. Además, puedes cambiarlo, simplemente modificándolo, o más precisamente transformando

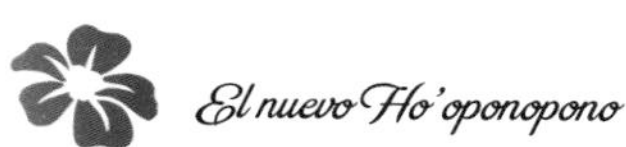

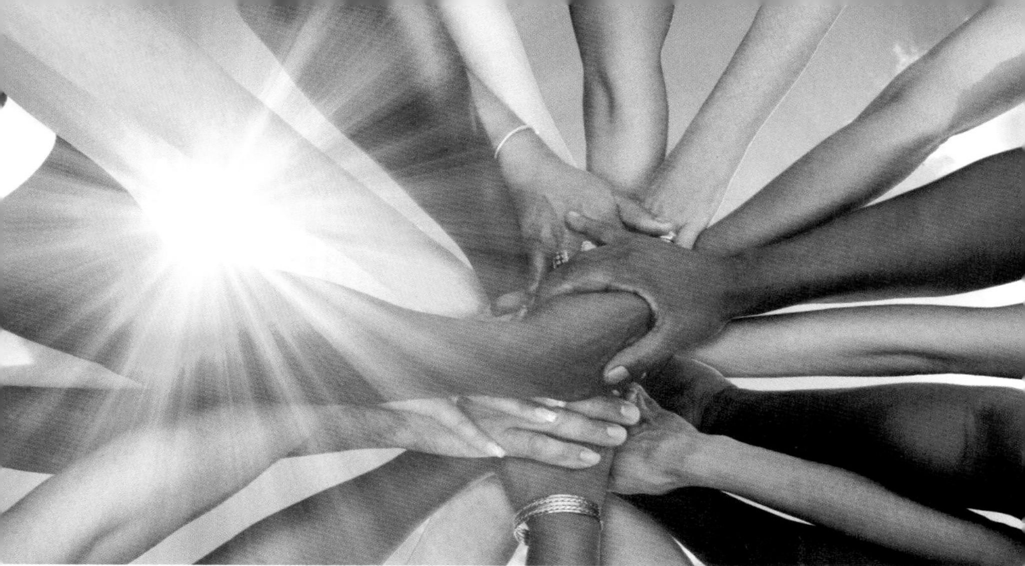

tu forma de pensar. Así pues, siempre debes estar atento a los pensamientos, valores y creencias que están detrás de tus actos, y recuerda que puedes elegir tus ideas de forma consciente. Incluso si tienes una mala opinión de ti mismo, puedes decidir introducir un pensamiento positivo en lugar del nocivo, por ejemplo diciendo, como hizo Emile Coué[1]«Todos los días, desde todos los puntos de vista, voy cada vez mejor».

Además, como el mundo es como piensas, para tener una existencia placentera solo necesitas tener pensamientos positivos y constructivos sobre ti y sobre la vida en general. Porque el mundo es como eliges vivirlo

1. Émile Coué (1857-1926): farmacéutico y psicólogo francés, inventor del método Coué basado en el pensamiento positivo.

EJERCICIO PRÁCTICO

Pensamiento positivo

Este ejercicio está diseñado para ayudarte
a desarrollar un espíritu positivo
y con confianza en el futuro.

Siéntate cómodamente en un sillón
e imagina o represéntate como una persona
dinámica, en plena forma, activa,
a quien todo sonríe y que tiene la suerte
y el éxito de su lado.

También puedes verte
bien vestido, guapo, fabuloso
y seguro de ti mismo, yendo
y viniendo en diferentes actividades...
bajo la mirada admirativa de todos
los que te rodean.

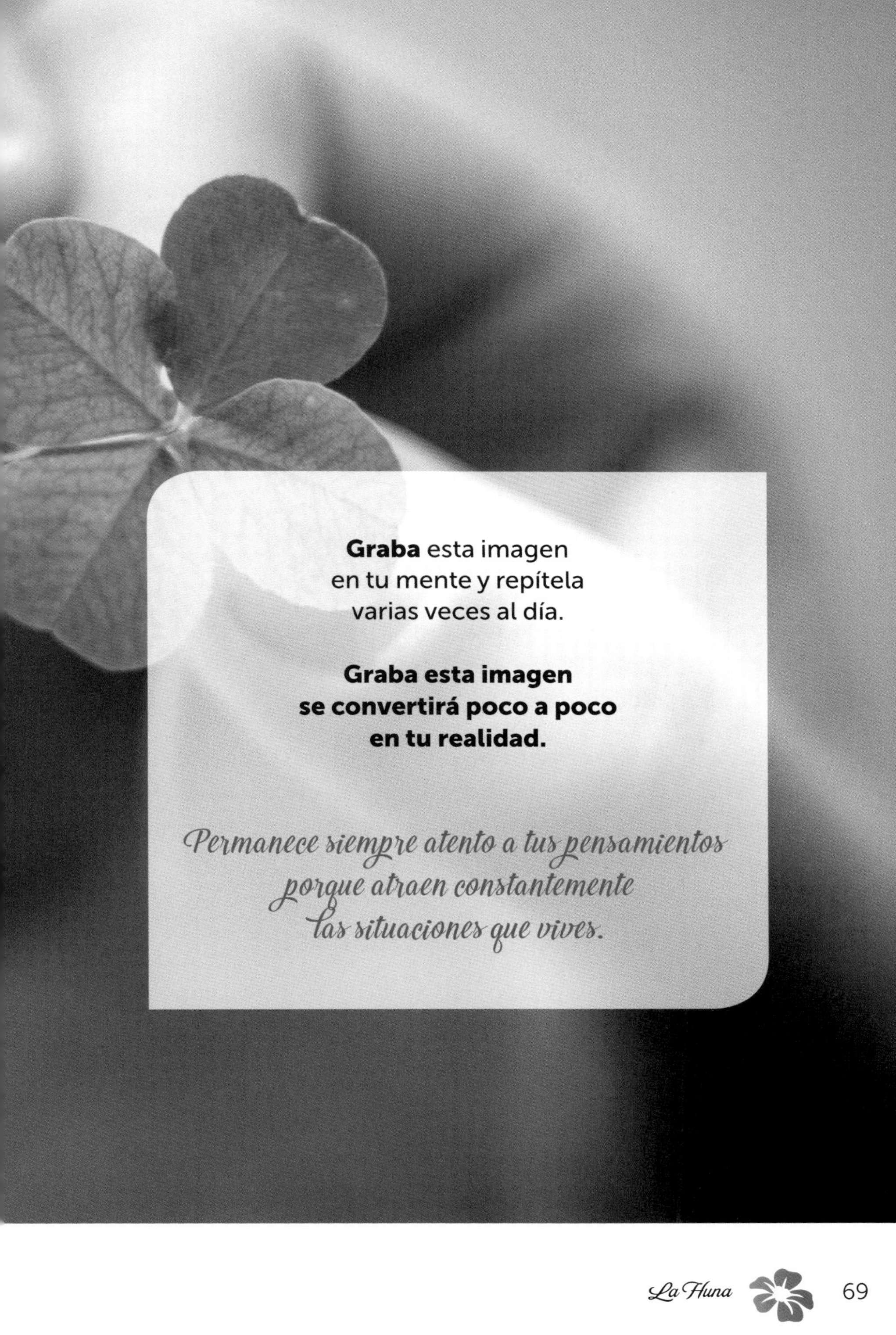

Graba esta imagen
en tu mente y repítela
varias veces al día.

**Graba esta imagen
se convertirá poco a poco
en tu realidad.**

*Permanece siempre atento a tus pensamientos
porque atraen constantemente
las situaciones que vives.*

❷ KALA
No existen límites

La Huna lo afirma y la física cuántica lo confirma: no hay límite al poder de tu pensamiento ni tampoco a tu creatividad, tus acciones y tus logros. Por tanto, tus actos no tienen fronteras ni restricciones.

En principio, tu pensamiento se crea en el mundo de la energía, y si no se produce una idea contradictoria del tipo «nunca lo lograré» o «es imposible que me pase esto», se desarrollará gradualmente en la energía para terminar manifestándose en el mundo material.

Un pensamiento es una información. Como la palabra indica, va a «in-formar» la energía, es decir, le dará la forma, la apariencia que tendrá cuando se materialice.

El universo es inmenso, incluso infinito. Es un fabuloso campo con todo tipo de potenciales, e incluye desde lo infinitamente pequeño a lo infinitamente grande. Su campo de acción se extiende mucho más allá de tu comprensión y por eso, a tu nivel, todo es posible en el universo, ¡absolutamente todo! Además, tu poder creativo tampoco tiene límites.

Sin embargo, en la práctica, sí hay un límite, aunque no tiene relación con el universo, ya que éste pone todo a tu disposición. Lo crea tu imaginación, restringida por tu educación y quizá también por tu experiencia.

Por tanto, el universo te ofrece un campo inmenso de posibilidades, pero tus creencias te construyen barreras indicándote, por ejemplo, la imposibilidad de que te cures, tengas éxito en algo, o incluso seas feliz. Según tus creencias, la enfermedad es un castigo por tu vida disoluta, solo triunfan las personas sin fe y sin ley, la felicidad tiene un precio...

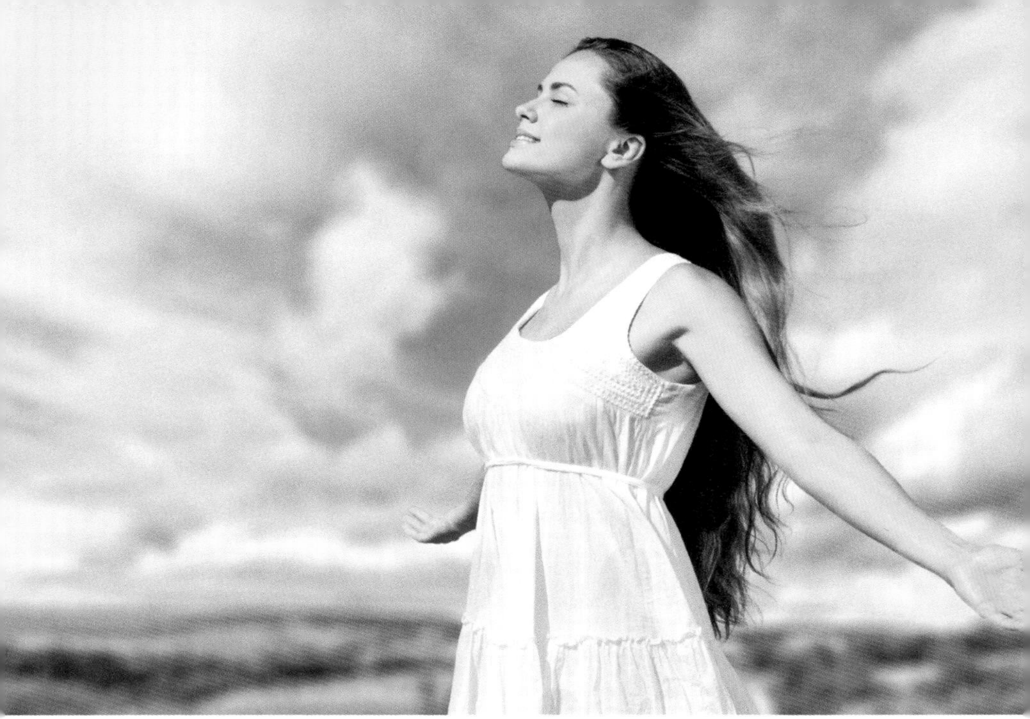

Debes liberarte de todas las limitaciones que impiden curarte, tener éxito o alcanzar la felicidad. Cuestiona las creencias que te han inculcado y verifica si son correctas o si, por lo contrario, es posible ir más allá y alcanzar otro nivel de conciencia. En resumen, libérate de estas cadenas invisibles que dificultan tu evolución y sobre todo te impiden acceder a los ilimitados beneficios del universo.

Porque para ti todo es posible. Solo debes pensarlo o pedirlo. Así pues, limpia, elimina, suprime cualquier cosa que te haga creer lo contrario.

No hay una montaña que no puedas escalar.

Otro significado no menos importante del principio «no existen límites» es que no hay barreras entre tú y los demás, entre tú y el mundo (mineral, vegetal y animal) de tu alrededor. Nada te separa del universo en el que vives. Estás constantemente conectado a todo lo que te rodea. No te encuentras a un lado y tu entorno al otro, ambos formáis un solo conjunto que vibra e interactúa en permanente concierto. Todos tus actos y pensamientos afectan tu entorno, y explican ciertas situaciones de tu vida.

Tú eres el universo y el universo eres tú.

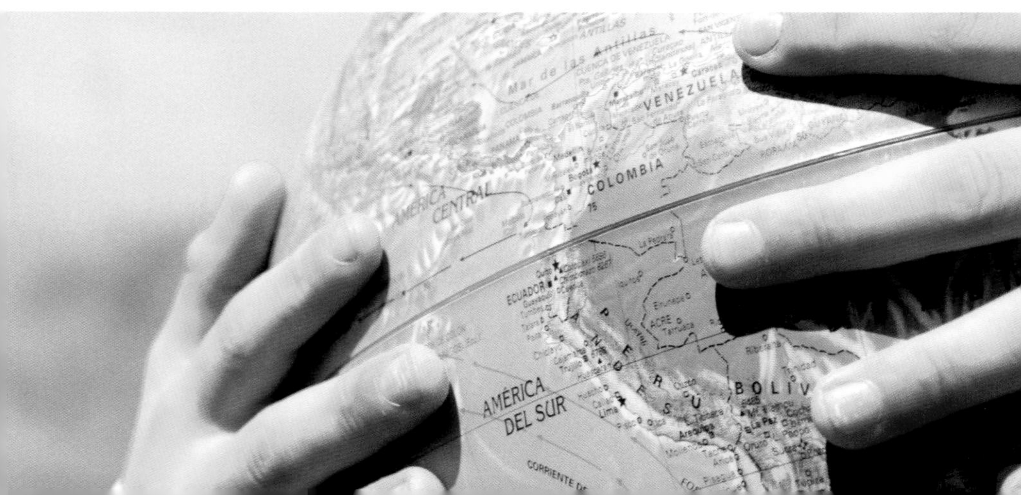

❸ MAKIA

La energía fluye hacia la atención

En un tratamiento energético, es sencillo conducir la energía hacia un lugar específico dirigiéndola con la palabra, el dedo o la mirada. Pero, basta con fijar la atención, sin intención ni prejuicio, en un lugar del cuerpo para reequilibrar el movimiento primordial[1] o para reiniciar procesos de auto-reparación en caso de problemas de salud. La energía sigue la atención y es fácilmente verificable en cualquier tratamiento energético.

Pero este principio no solo es aplicable al cuerpo de las personas, sino también a tus pensamientos, con independencia de que quieras o temas algo. Así, cuando tienes miedo de que algo malo te suceda, estás alimentando este algo y comienzas a atraerlo hacia ti. Por ejemplo, cuando participas en una manifestación contra la guerra, la estás alimentando. El pensamiento negativo atrae la negatividad, mientras que el positivo atrae la positividad: tú eliges. Pero, de todos modos, recuerda siempre que tu pensamiento aporta la energía que permitirá tus acciones y condicionará tu comportamiento.

Tu pensamiento atrae la energía que poco a poco lo desarrollará y le dará forma en el universo en que se ha manifestado.

---

1 Movimiento primordial: presente en todas las cosas, por lo general tiene la forma de un 8 (lemniscata).

EJERCICIO PRÁCTICO

El hombro

Siéntate cómodamente y comienza a respirar de manera profunda, amplia y agradable.

Luego, concéntrate en tu hombro derecho sin pedir nada en particular. Solo presta atención a ese hombro sin hacer nada más. Permanece concentrado uno o dos minutos y luego compara las sensaciones en los dos hombros.

Tu hombro derecho es más ligero, más armonioso, menos tenso que el izquierdo. Se debe a la **llegada de energía** al hombro derecho gracias a la atención recibida. **Esta es la base del método AORA**[1].

1. Ver el libro del Dr. Luc Bodin, *AORA au quotidien,* Guy Trédaniel Editeur, 2015.

❹ MANAWA

El momento del poder es ahora

Cuando piensas en situaciones pasadas, cuando imaginas tu futuro, cuando miras la televisión, cuando duermes, cuando sueñas, etc., no vives, o, mejor dicho, vives por delegación. Sufres los hechos, los recuerdos del pasado, las proyecciones de futuro, los sueños, las películas y los programas de televisión sin poder intervenir.

El único momento que realmente vives es cuando te encuentras en el presente. Solo en este instante y solo en éste, puedes dirigir tu existencia y decidir qué situaciones quieres o no vivir. Decides, organizas, actúas, creas, avanzas, evolucionas por tu cuenta. Aportas cambios a tu vida, aprovechas oportunidades, influyes en las situaciones, etc. El presente es el momento en que tienes todo el poder sobre tu vida y puedes actuar sobre tu existencia.

El presente es el instante en que siembras las semillas de tu futuro a través de tus pensamientos y acciones. También cosechas los frutos de tus anteriores pensamientos y acciones pasados, porque hoy eres lo que pensaste de ti ayer. De la misma manera, tus pensamientos y acciones actuales preparan lo que serás mañana.

El presente también es el momento de felicidad, el momento en que estás bien, en el que sencillamente eres, vives, existes, porque cuando piensas en situaciones del pasado, buenas o malas, te deprimes; cuando piensas en las del futuro, te preocupas; pero cuando estás en el momento presente, estás en paz y tranquilidad.

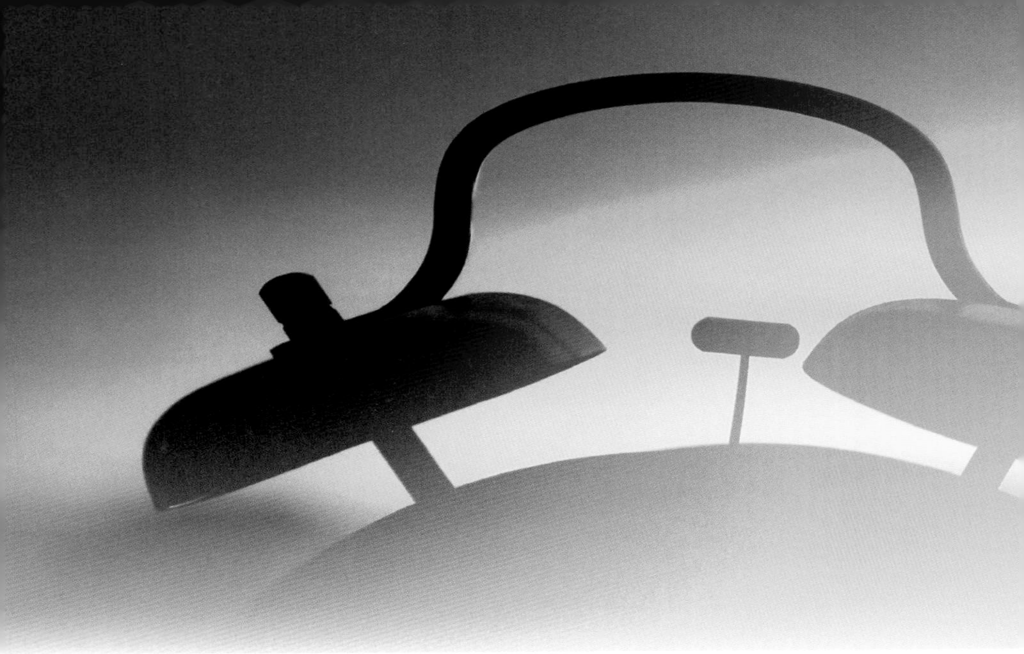

Como guinda del pastel, cuando te encuentras en el presente, tu mente detiene su interminable verborrea. Se detiene y permite que salgan los elementos esenciales de tu vida y se aclare tu mente. Ves con mayor claridad las situaciones que vives y estás en mejores condiciones para tomar las decisiones correctas.

Para permanecer en el presente, mantente concentrado en las actividades que estás haciendo, sin dar a la mente la oportunidad de vagar. De lo contrario, ésta ocupa tu conciencia porque no controla el presente y hace todo lo posible por distraerte enviándote imágenes del pasado o miedos sobre tu futuro.

La meditación, las actividades artísticas y el contacto con la naturaleza también te sitúan en el presente, conducen a la inactividad de la mente, que permite el resurgimiento de tu ser profundo, es decir, de tu verdadero ser.

Por tanto, el momento presente es el instante del poder, el instante en el que puedes actuar sobre tu vida y tu futuro, incluso tu destino.

Así pues, para permanecer en el presente, sé totalmente «uno» con lo que haces.

EJERCICIO PRÁCTICO

Meditación

Este ejercicio de meditación pretende demostrar, si no se ha hecho ya, que es fácil meditar y obtener resultados inmediatos.

Empieza por elegir un lugar tranquilo y silencioso. Siéntate cómodamente en una cama o en un sillón. Procura que nada te moleste: desconecta el teléfono, el ordenador y cualquier otro dispositivo que pueda interrumpir tu meditación. **Luego, cierra los ojos.**

Intenta no pensar en nada durante un minuto, relajarte y silenciar esa mente que parlotea en tu cabeza. Pronto te darás cuenta de que es difícil detenerla y más aún no pensar en nada, al menos al principio. **Concéntrate en tu respiración:** «inspiración, exhalación, inspiración...», o en un punto imaginario ubicado en el centro de tu cabeza, o a unos centímetros de tus ojos cerrados...

Y deja que la calma y el silencio invadan tu mente.

Si se te ocurren pensamientos o si se produce un ruido, no intentes perseguirlos, no lograrás cazarlos. Déjalos entrar, pero diles que no se detengan y salgan como vinieron, ¡sin detenerse!

Este pequeño ejercicio solo tarda unos minutos. Te permitirá encontrar siempre la calma y la visión correcta de las cosas y las situaciones.

Repite este ejercicio tantas veces como quieras, en cualquier lugar o circunstancia. A medida que practicas es recomendable ampliar la duración de las sesiones. Como decía una vez un anuncio, Just Do It, lo que significa algo así como ¡adelante, hazlo!

¿A qué esperas para hacer o actuar? ¡Adelante, hazlo, actúa!

Actúa ahora

❺ ALOHA
Amar es ser feliz

Cuando odias, tienes celos, estás resentido o te sientes agresivo, no te encuentras bien. No eres feliz. Estos sentimientos negativos inmediatamente te hacen sentir mal. Pero como no quieres excusar, borrar, tolerar, admitir, exculpar y menos aún olvidar, te quedas bloqueado en esta situación y te privas de la felicidad, el perdón y el amor.

Por el contrario, cuando amas, te sientes feliz. Sientes una resplandeciente benevolencia que emana de tu ser y que contagia a quienes amas. En este momento, percibes que vives con una intensidad inigualable. Y cuando sientes amor, tienes una fuerza y un poder capaces de mover montañas. Nada puede detenerte.

El amor es la energía que permite desarrollar tu poder.

Además, si comparas tu estado de ánimo cuando odias y cuando estás enamorado, no tienes dudas: solo te encuentras bien y feliz cuando sientes amor. ¿A qué esperas para perdonar y olvidar las situaciones conflictivas y volver a la felicidad? Porque no hay verdadera felicidad sin amor.

Para comprender bien lo que acabamos de decir, es importante distinguir entre la felicidad y el placer, porque éste es lo que te ofrece la sociedad moderna y proviene del exterior (de tu entorno): disfrutas viendo una película o un evento deportivo, cuando compras un televisor nuevo o un flamante coche, pero este sentimiento es efímero y debe renovarse de forma

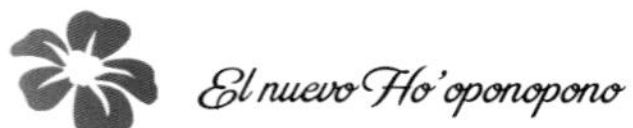

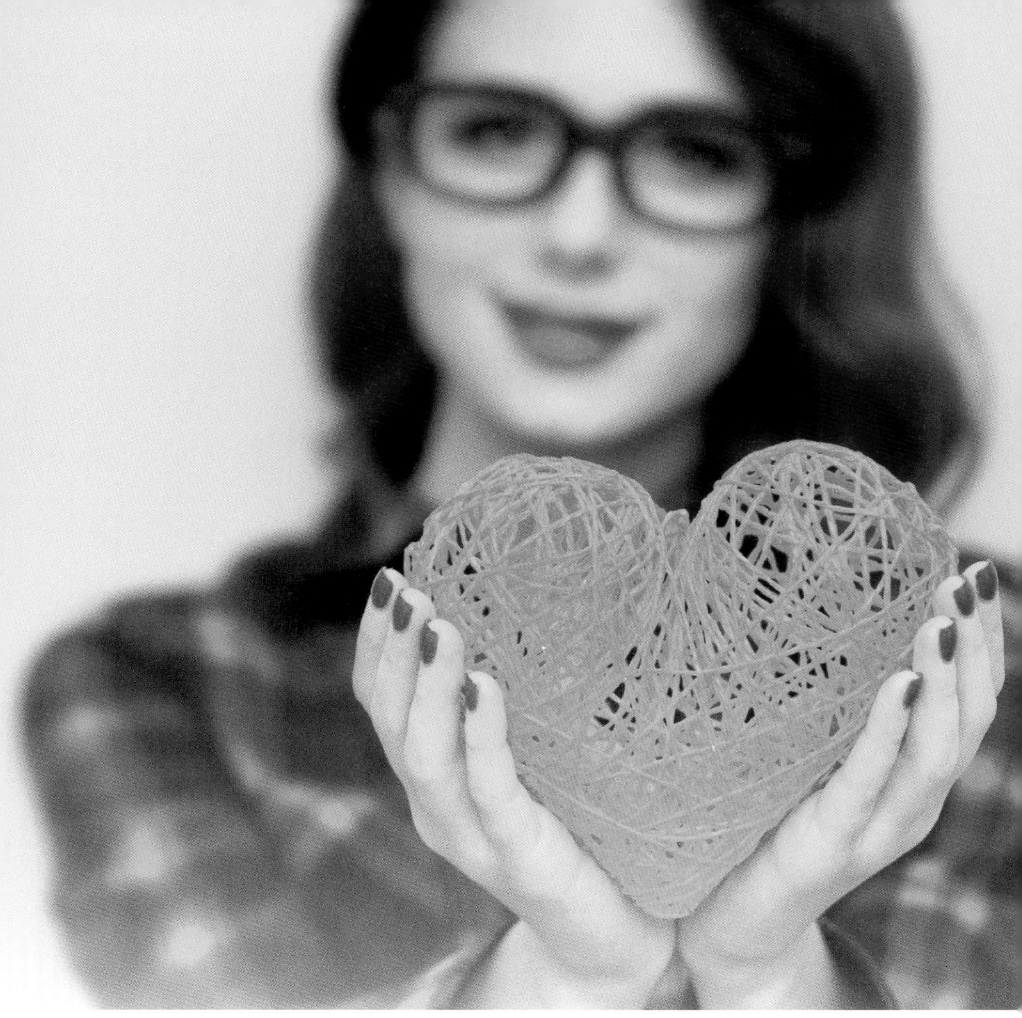

constante, a diferencia de la felicidad que viene de dentro y es indefinible. Porque cuando eres feliz, estás bien, sencillamente, y el amor brilla a tu alrededor.

¿Cuál es la fuerza más poderosa del universo?

Un general llega a una base militar situada a tres kilómetros bajo tierra donde debe encontrarse con el director de un laboratorio de investigación ultrasecreto. El científico y su equipo han estado trabajando durante meses en un proyecto que, si tiene éxito, transformará el equilibrio militar mundial. Se encuentra con el general y le da la mano. El militar está emocionado porque en el mensaje que había recibido, el investigador le explicaba que había encontrado lo que había estado buscando durante tanto tiempo.

Y había añadido que era mejor discutirlo en persona. Además, incapaz de contener por más tiempo su impaciencia, el general se había apresurado a llegar cuanto antes, dejando todo lo que tenía entre manos.

—¿Bueno qué? ¿Cuál es la fuerza más poderosa del universo? —pregunta el general, frotándose las manos—. ¿Dónde podemos encontrarla? *¿Es posible reproducirla?*
El investigador duda un momento y parece avergonzado. Se aclara la garganta para disimular y comienza:
— Sí, general, hemos encontrado la fuerza más poderosa del universo. A su lado, las otras energías parecen irrisorias, pero ...
—¿Qué, qué? —dice el general nerviosamente—. *Es magnífico, ha hecho usted un trabajo increíble. Se hará famoso, créame. Con este poder, nuestra nación dominará a todas las demás. Pero, ¿cuál es?*
—Sí, la hemos descubierto —responde el investigador, tan avergonzado como antes—. *Pero no creo que le satisfaga el resultado.*

Porque la fuerza más poderosa del universo es la energía del amor.

Si, como los hawaianos, crees en un Dios creador, comprenderás que el amor que emana de Él nutre todo el universo en cada momento. Es la fuerza esencial que ha permitido su evolución desde la construcción de la primera partícula hasta la vida vegetal, animal y finalmente la inteligencia y la conciencia. El amor es, sin duda, la fuerza más poderosa del universo. El terapeuta, el sanador o el médico también lo necesitan para tratar a sus pacientes. Por otro lado, cuando sigues tu camino y cumples tu misión, es decir, tu razón de ser en esta Tierra, sencillamente eres feliz. No pidas a otros que entiendan esta felicidad, es imposible. Disfruta más bien de este sentimiento de plenitud, de satisfacción y de felicidad, y vívelo. No existe una misión vital que no esté asociada al amor: el amor a los demás, a los animales, a los árboles, al planeta, a la vida y al universo en su conjunto.

Así pues, cuando puedas elegir entre dos situaciones, escoge siempre la que te haga feliz... La vida es tan sencilla como esto.

Con amor y en amor encontrarás la fuerza que te dará el poder interior necesario para llevar a cabo todas las acciones que deseas emprender.

¡Elige la paz, la felicidad, la alegría y el amor sin que te importe nada más!

EJERCICIO PRÁCTICO

El amor

Este ejercicio se lleva a cabo entre dos. Las dos personas se sitúan frente a frente y deciden quién comenzará a enviar amor al otro.

El que ha sido designado para comenzar empieza a enviar amor, todo el amor posible, a su pareja.

Ésta entra en recepción y se concentra en lo que está sucediendo en su cuerpo, en su corazón y en su mente. Sentirá un bienestar, una dulzura, una armonía, tal vez incluso un calor y un pequeño hormigueo por el cuerpo. Es un momento excepcional para disfrutar. Luego, informará que ha sentido el amor que le ha sido enviado. Las dos personas intercambiarán los papeles.

Con este ejercicio notarás que, por supuesto, es muy agradable recibir el amor de una persona, pero también enviarlo.

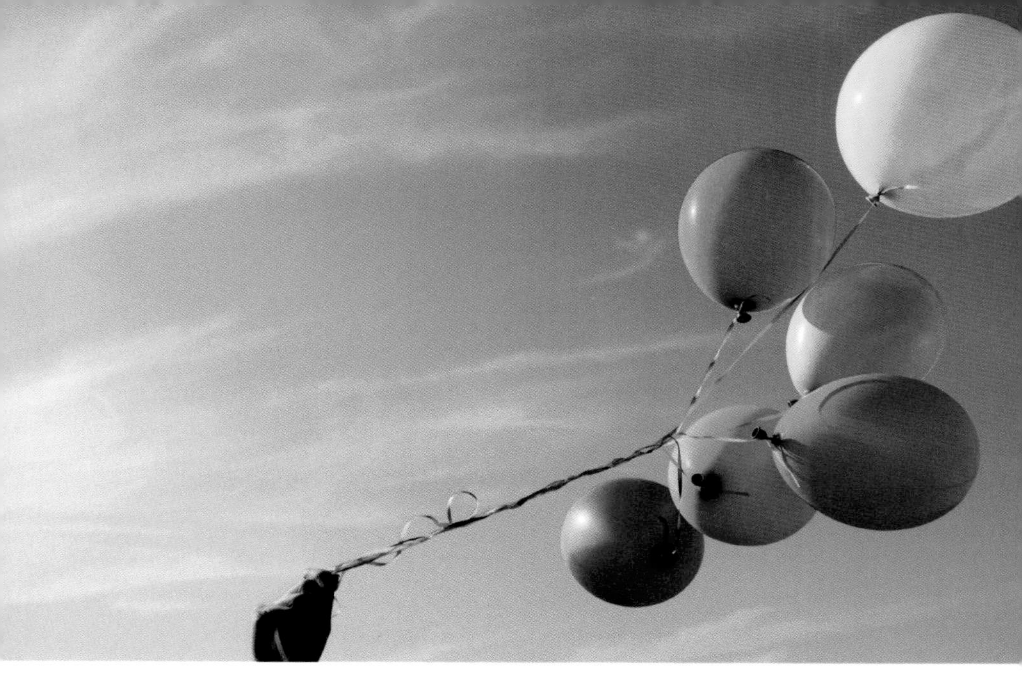

❻ MANA
Todo poder proviene del interior

Como decía Marianne Williamson[1]: «Nuestro miedo más profundo no consiste en creer que no estamos a la altura. Nuestro miedo más profundo es que somos poderosos **más allá de todo límite**. Es nuestra propia luz y no nuestra oscuridad, la que más nos espanta». Este texto fue retomado por Nelson Mandela en el momento de su toma de posesión como presidente de la República de Sudáfrica. Tiene el mismo sentido que la Huna, porque estas palabras confirman que tu poder está dentro de ti. Eres un espíritu que habita un cuerpo humano. Eres espíritu incluso antes de ser humano.

1. *Volver al amor*, Urano, 2011.

Como decía Teilhard de Chardin, «no somos seres humanos con una experiencia espiritual. Somos seres espirituales con una experiencia humana».

Tu mente te permite ser consciente, consciente de la vida, consciente de tu situación, consciente de quién eres si permanece conectada con tu ser interior, tu divinidad interior, como dicen los hawaianos. Descubrirás que tienes el poder de cambiar tu vida y tu entorno. Este poder te da la oportunidad de ser el único en decidir el camino que vayas a tomar. Ya no tienes que esperar la decisión de tu jefe, tu pareja, el gobierno, etc. Eres el único que toma decisiones sobre tu vida.

Tu poder será tanto más fuerte cuanto más lo sea el Mana, es decir cuanto más abundante sea la energía que circula dentro de tu cuerpo. De ahí la importancia de cultivar y desarrollar tu energía vital mediante ejercicios físicos, una dieta saludable, la respiración Ha y la captura de energías.

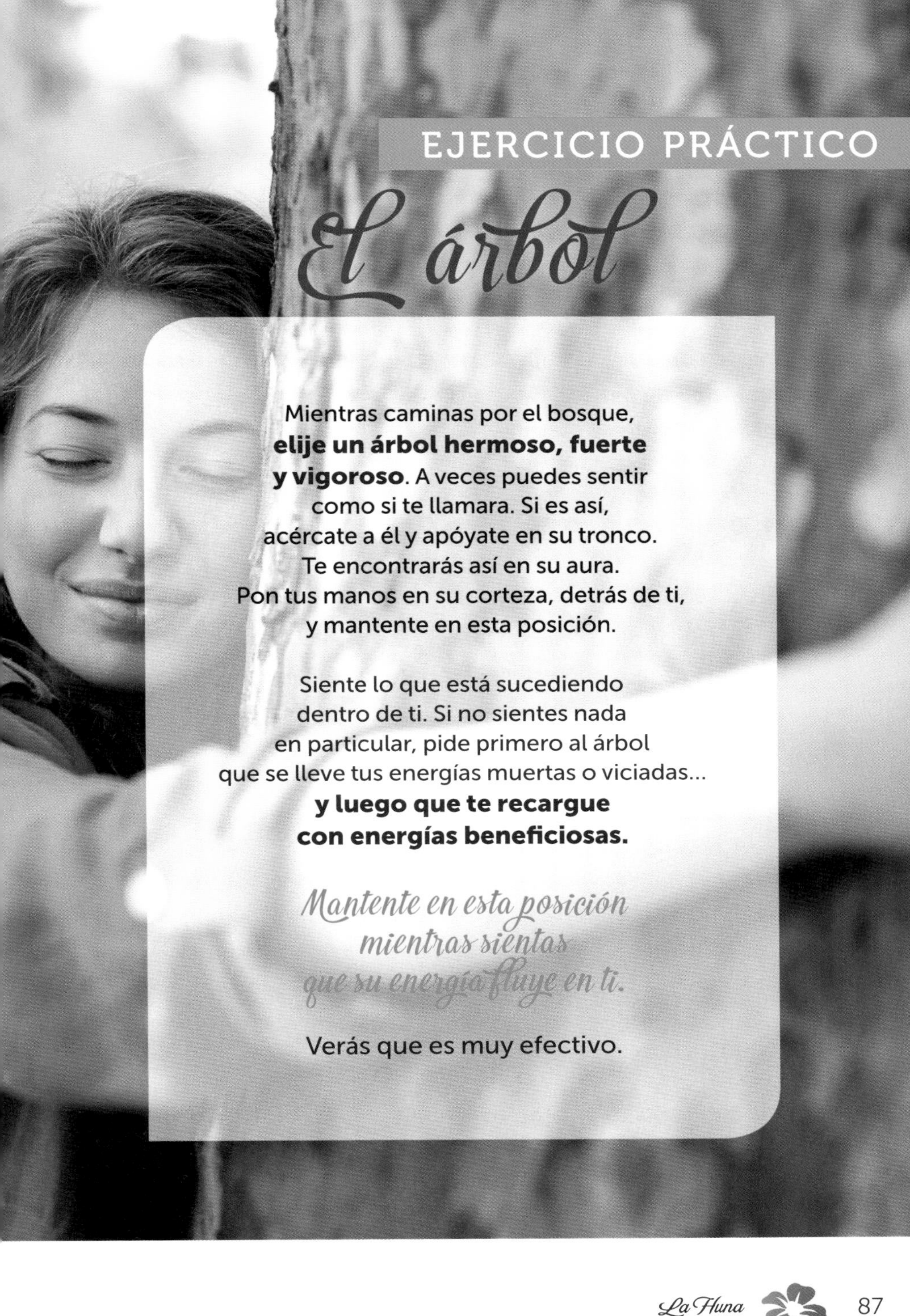

EJERCICIO PRÁCTICO

El árbol

Mientras caminas por el bosque, **elije un árbol hermoso, fuerte y vigoroso**. A veces puedes sentir como si te llamara. Si es así, acércate a él y apóyate en su tronco. Te encontrarás así en su aura. Pon tus manos en su corteza, detrás de ti, y mantente en esta posición.

Siente lo que está sucediendo dentro de ti. Si no sientes nada en particular, pide primero al árbol que se lleve tus energías muertas o viciadas... **y luego que te recargue con energías beneficiosas.**

Mantente en esta posición mientras sientas que su energía fluye en ti.

Verás que es muy efectivo.

Como el poder proviene de dentro, las otras personas nada tienen que ver. No hay que acusarles ni esperar que cambien el mundo en tu lugar. Como decía Mahatma Gandhi, «sé el cambio que quieras ver en el mundo».

Si quieres cambiar tu mundo y el universo en el que vives, basta con que lo hagas tú, que cambies tus puntos de vista, tu forma de pensar, tus ideas.

7 PONO
La eficacia es la medida de la verdad

El significado de esta frase no es obvio. Hay que recordar que estos siete principios fueron originalmente recogidos en hawaiano antes de ser traducidos al inglés y luego a otros idiomas, lo que puede conducir a errores de sentido o distorsionar el significado de una palabra.

Esta frase se refiere al Pono que, como veremos más adelante, significa «integridad», «rectitud», etc. Sin embargo, este significado no se encuentra en el enunciado del séptimo principio y pienso que en lugar de esta frase deberíamos decir: «La verdad es la medida de la rectitud», lo que indica que siempre hay que permanecer centrado y actuar de la manera más justa posible para reflejar la verdad, la precisión y la autenticidad.

En este sentido, para permanecer en el Pono, es importante no adquirir compromisos que te alejarían de tu camino. Tu entorno (profesional, religioso, social, familiar, conyugal) sin duda te pedirá, si aún no lo ha hecho, que modifiques esto o

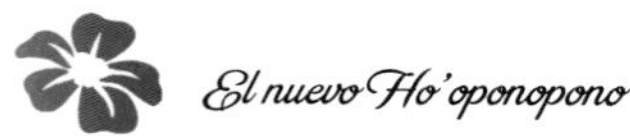

aquello de tu comportamiento (o de tus pensamientos) para satisfacerle. Si el cambio solicitado no te importa, la solución es sencilla: llévalo a cabo. Pero si, por el contrario, no quieres variar tu comportamiento en algo que consideras esencial, te enfrentas a un dilema: o satisfaces estas demandas a riesgo de eliminar algo relevante de tu vida, o mantienes tu posición con el riesgo de causar un conflicto. En tal situación, debes recordar que, si estas personas realmente te quisieran, no te pedirían que cambiaras algo importante para ti y por tanto no te quieren de verdad.

Cuando una persona realmente ama a alguien, la quiere en su totalidad, completa e incondicionalmente y no solo por esto o aquello, pidiéndole que cambie el resto. Si lo hace, es como si quisiera hacer encajar el objeto de su supuesto amor en un molde preestablecido que había creado previamente en su imaginación. El ser amado debe entonces cumplir una serie de condiciones y cambiar imperativamente lo que no

corresponde a esta lista si quiere seguir siendo amado. Esta situación es muy común entre las parejas y familias. Hace que los seres queridos pierdan su identidad si eligen cambiar a expensas de sus aspiraciones más profundas. Ya no son Pono. Ya no se sitúan en la verdad... en su verdad.

Por esto tus decisiones, tus acciones y tus palabras deben permanecer siempre en el Pono, es decir, ser rectas y, por tanto, íntegras. Debes poder decirlo todo, expresarlo todo, pero siempre respetando al otro, que no necesariamente tiene tú mismo punto de vista.

Este séptimo precepto de la Huna no es muy diferente del primer acuerdo tolteca[1] (¡México no está tan lejos de Hawái!): «Sé impecable con tus palabras». Pero aquí no se trata solo de palabras, sino también de acciones, decisiones, cambios y tomas de posición. Como dice el cuarto acuerdo tolteca, trata siempre de dar lo mejor de ti mismo, sin dejar de ser fiel a tu interior más profundo. Es hora de que demuestres lo que puedes hacer y **deja que tu ser real se manifieste y surfee sobre la ola.**

1. Miguel Ruiz, *Los cuatro acuerdos: un libro de sabiduría tolteca*, Urano, 2010.

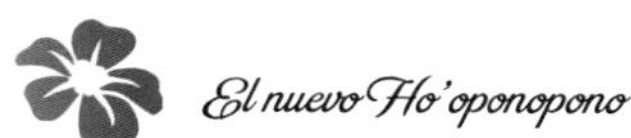

EJERCICIO PRÁCTICO

Los compromisos

Piensa un poco y **enumera las situaciones** que te pesan en tu vida diaria, como no ver a tus amigos, no hacer esto o aquello (bailar, pasear, pintar, tocar música, etc.), no tener tiempo para ti, etc. ¿Cuáles de ellas **haces para complacer a los demás y encuentras injustificadas o incluso duras?** Pregúntate si has hecho concesiones que te conducen a situaciones o acciones que no te gustan o no te corresponden.

Haz Ho'oponopono varias veces sobre este tema y **luego**, si no es suficiente (porque son cuestiones realmente importantes para ti), **reflexiona sobre qué podrías hacer**, cambiar, modificar, discutir, para deshacerte de estas situaciones desagradables... ¡y hazlo!

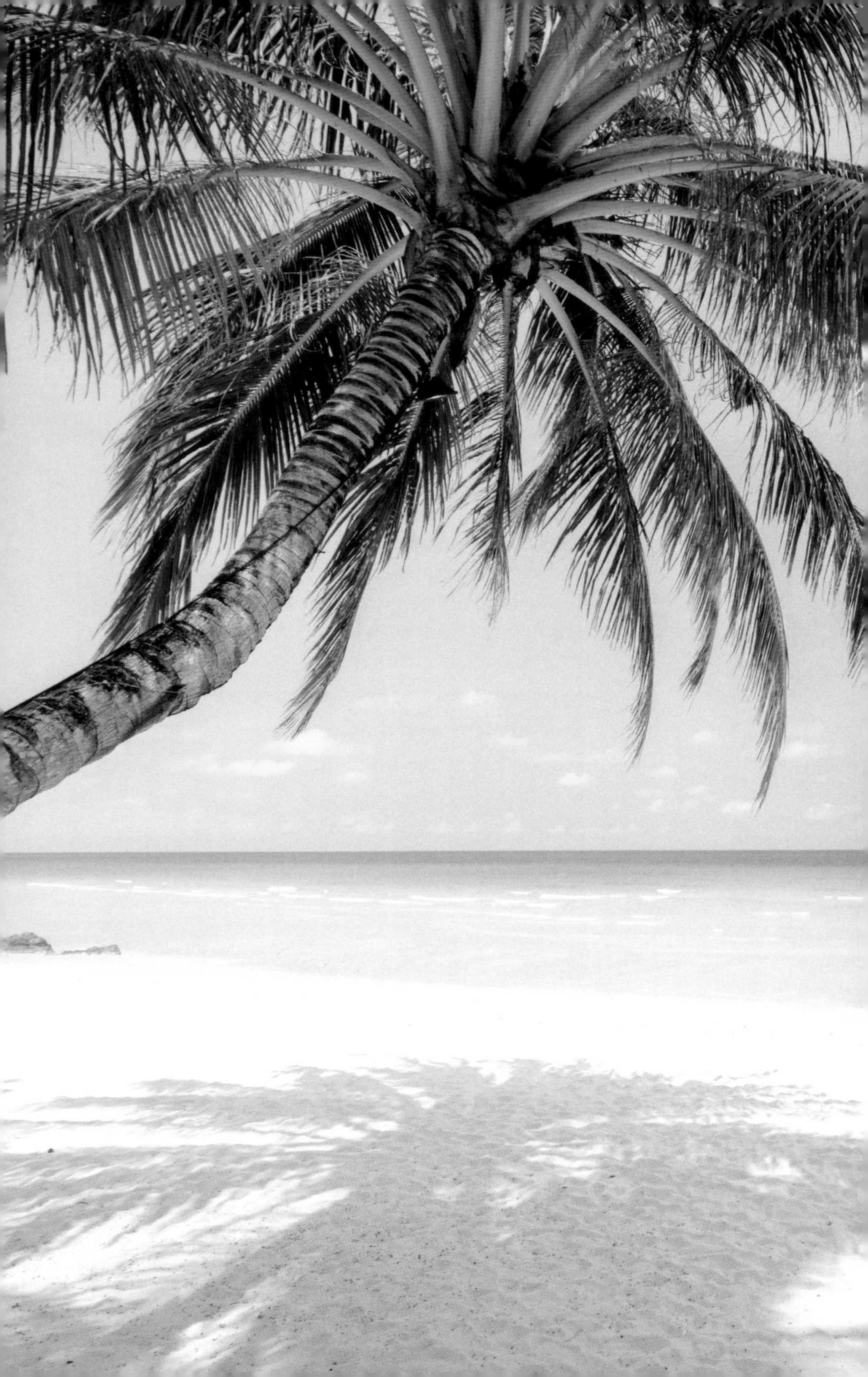

Capítulo 4

El nuevo Ho'oponopono

El nuevo
Ho'oponopono

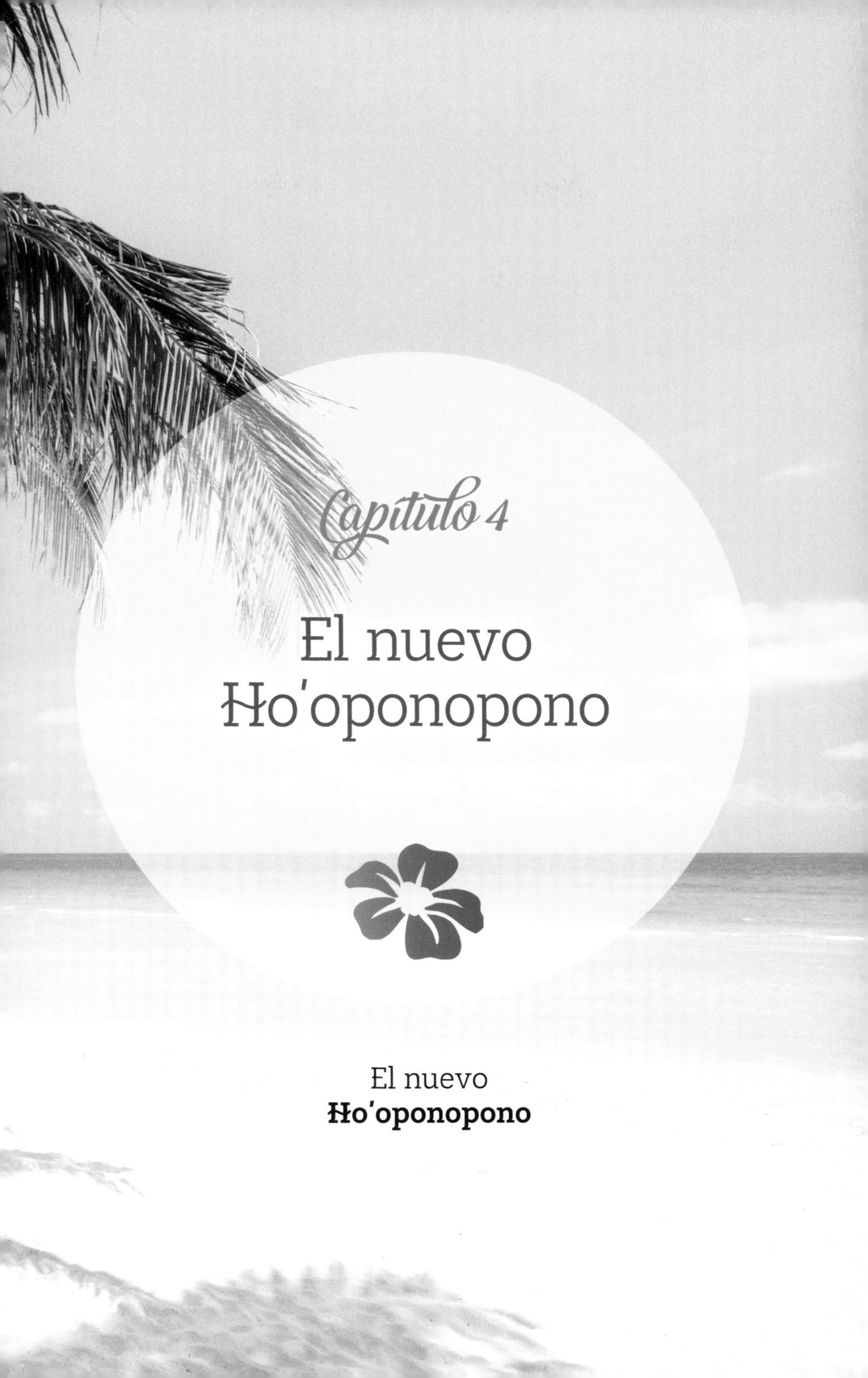

Definición de Ho'oponopono

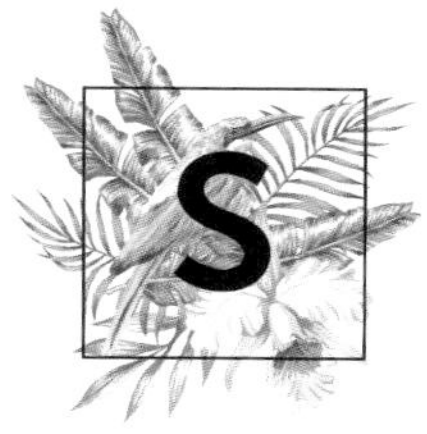

egún la Wikipedia, que cita el diccionario hawaiano, Ho'oponopono es «higiene mental: reuniones familiares en donde las relaciones se corrigen a través de la oración, la discusión, la confesión, el arrepentimiento, la compensación mutua y el perdón». Para entender realmente la palabra «Ho'oponopono», veamos su etimología:

- **Ho'o** (con h aspirada) significa iniciar, comenzar una acción.

- **Pono** indica honestidad, integridad, rectitud, equidad, bondad, corrección, moralidad, excelencia, bienestar, etc. Muestra la importancia de reordenar, corregir, regularizar, volver a la rectitud, armonizar, etc.

- **Ponopono,** la duplicación de «pono» indica la relevancia de esta palabra para los hawaianos.

Para resumir, Ho'oponopono significa que es importante empezar primero por corregir el error, rectificar, enderezarlo, hacer lo que es correcto, volver a poner en orden, limpiar, empezar a realizar acciones correctas. El Ho'oponopono te devuelve tu integridad, sin compromiso. Ayuda a purificar tu mente y tu alma.

El Ho'oponopono forma parte del pensamiento de Aloha y de la educación de los niños de Hawái, que aprenden a actuar de forma honesta y justa respetando a los mayores.

Historia del Ho'oponopono

Ho'oponopono tradicional

Antiguamente, el Ho'oponopono formaba parte de la tradición oral, razón por la cual no se ha encontrado nada escrito, lo que indicaría la antigüedad de su existencia en Hawái.

Todo lo que sabemos es que antaño se realizaba en el seno de las familias, los grupos y las tribus para restaurar las relaciones cuando aparecían tensiones y amenazas para la armonía general. El Ho'oponopono también se usaba cuando alguien estaba enfermo. Llamados por el kahuna[1] o por los ancianos, los miembros de la familia o la tribu les planteaban los problemas de relación, de responsabilidad, de culpabilidad o del no-perdón surgidos de una acción o situación causantes de la enfermedad.

Esta situación podía durar horas y días, pero la discusión permitía comprender los agravios de los demás, reconocer los

1. Sacerdotes o sanadores.

errores, arrepentirse, ceder y finalizar con una cena de reconciliación llamada «pani».

Este proceso de purificación espiritual permitía suprimir los comportamientos perjudiciales y restaurar las relaciones armoniosas dentro de la familia o la tribu.

Para los hawaianos, los enfados, el comportamiento pernicioso y las malas acciones frustraban a los dioses, que luego podían enviar la desgracia al grupo o a la familia responsable. Así, era fundamental rectificar estos excesos para restablecer las buenas relaciones, la paz y la armonía en las comunidades bajo la tutela de los dioses.

Con el tiempo, esta técnica de reconciliación tendió a desaparecer, probablemente debido a la censura impuesta por los religiosos occidentales.

Ho'oponopono moderno

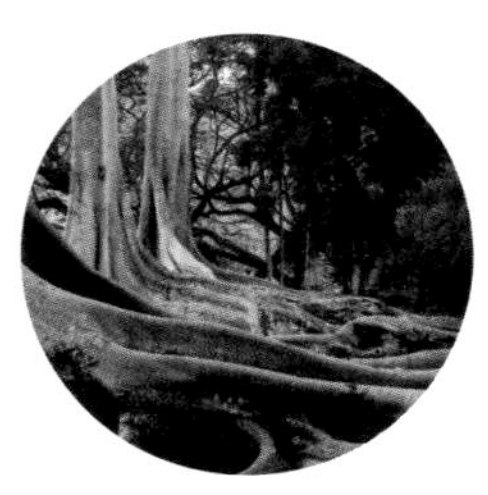

En 1976, la chamana Morrnah Nalamaku Simeona[1], hawaiana y curandera kahuna lapa'au, es decir sacerdotisa y sanadora a través las plantas, comenzó a transformar este antiguo ritual en una herramienta de uso individual en el que ya no era necesario involucrar a los demás protagonistas del problema

1. Morrnah Nalamaku Simeona (1913-1992) es el origen de la versión moderna del Ho'oponopono.

para resolverlo. El Ho'oponopono moderno se practica sin la ayuda de nadie.

Para Morrnah Simeona, los problemas a los que nos enfrentamos en nuestra vida son el resultado de nuestro karma: debemos vivir lo que hemos hecho a los demás en una encarnación pasada. Estos recuerdos quedan grabados en nuestra mente y debemos revivirlos a la inversa, como el verdugo que se convierte en el torturado. Desde su punto de vista, estos recuerdos negativos impiden que la persona evolucione, porque su purificación es indispensable para que la conciencia avance. Para ello, recomendaba realizar un ritual con la ayuda de oraciones altruistas de alto nivel vibratorio, y luego someter el problema a Dios para alcanzar la curación por medio de la energía del amor, el divino Mana, que trae armonía y paz. Para Morrnah Simeona, «la paz empieza en uno mismo. Estamos aquí únicamente para aportar paz a nuestra vida, y si pacificamos nuestra vida, todo a nuestro alrededor encuentra su lugar, su ritmo y la paz[1]».

El doctor Ihaleakala Hew Len, antiguo alumno de Morrnah Simeona, ha aportado sus puntos de vista sobre el método, como el hecho de que cada persona es cien por cien responsable de sus actos, así como de las situaciones en que le involucran los demás. De hecho, algunos recuerdos erróneos que guardas en el fondo de la memoria estarían en el

1. Algunas fuentes atribuyen esta frase al Dr. Len.

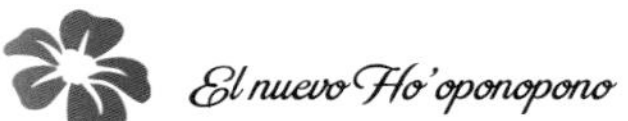

origen de las malas situaciones que vives, y de ahí la importancia de borrarlos. También creía que, si pudieras borrar todos tus recuerdos perjudiciales, llegarías al «estado cero», es decir que te convertirías en un ser con infinitas posibilidades pero sin memoria ni identidad. Por tanto, aconseja repetir constantemente el mantra «te amo, lo siento, perdóname, gracias» para borrar todos tus recuerdos.

El doctor Len trabajó durante cuatro años en el hospital estatal de Hawái, donde estaban ingresados varios enfermos mentales peligrosos, tan peligrosos que estaban recluidos en una sala apenas atendida. Los cuidadores trabajaban en condiciones muy difíciles y con frecuencia se ausentaban por enfermedad o incluso renunciaban.

Al no poder acercarse a la cama de los pacientes, el doctor Len consultó sus historiales. Tras unos meses, comenzaron a notarse los resultados: los pacientes empezaron a estar menos agresivos y a algunos era posible quitarles la «camisa de fuerza química». Otros incluso salieron del hospital. Al mismo tiempo, los cuidadores recuperaron el gusto por el trabajo y el ausentismo disminuyó significativamente.

Ante este resultado inusual, los colegas del doctor Len le preguntaron qué había hecho. Inicialmente respondió ¡«nada en absoluto»!, pero ante su insistencia agregó «he sanado la parte de mí que los ha creado, porque todo en mi vida lo he creado yo». Así, los pacientes presentes en el hospital, simplemente porque estaban en la vida del doctor Len, eran su creación. Extrapolando, puede afirmarse que todo lo que ves, oyes, tocas, pruebas, hueles, se debe solo a ti, y, por tanto, las decisiones del gobierno, el hambre en el mundo, las epidemias y las guerras también son tuyas, porque todo lo que existe es solo una proyección de tu interior. El problema no proviene de ellos, del exterior, sino de ti, de tu interior. Así, si quieres que desaparezca, basta con que borres el o los recuerdos que lo atrajeron a tu vida y cambies tus pensamientos. Es simple y eficaz. La experiencia del doctor Len en este hospital lo confirma. Además, él mismo lo dice: «Si quieres mejorar tu vida, debes sanarla».

Los colegas del doctor Len le preguntaron entonces qué había hecho para sanar la parte de él que los había creado. Explicó que simplemente había tomado el historial de cada paciente todos los días, repitiendo «*I love you. I am sorry. Please forgive me. Thank-you*», que ha sido traducido al castellano como «lo siento, perdóname, gracias, te amo». Y eso es todo.

Luego, Joe Vitale, alumno del doctor Len y especialista en la ley de la atracción, expandió este magnífico Ho'oponopono por todo el mundo con su libro *Cero límites*[1].

1. Éd. Le Dauphin Blanc, 2008.

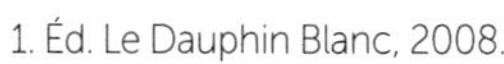

El nuevo Ho'oponopono

Tras descubrir el Ho'oponopono en la década de los años 2000, escribí el libro *Ho'oponopono, el secreto de los curadores hawaianos*[1] en colaboración con María Elisa Hurtado-Graciet. La obra permitió la difusión de este conocimiento ancestral hawaiano por Europa. Como resultado, otros autores nos han seguido, aportando su propio granito de arena.

Hoy creo que es importante darle al Ho'oponopono el lugar que le corresponde (Pono) y especialmente ir más allá en esta técnica al permitir el borrado del origen primero de la memoria errónea, responsable de situaciones nocivas. Así pues, he diseñado el nuevo Ho'oponopono para avanzar con mayor profundidad y rapidez mientras me mantenía en su espíritu.

1. Obelisco, 2017.

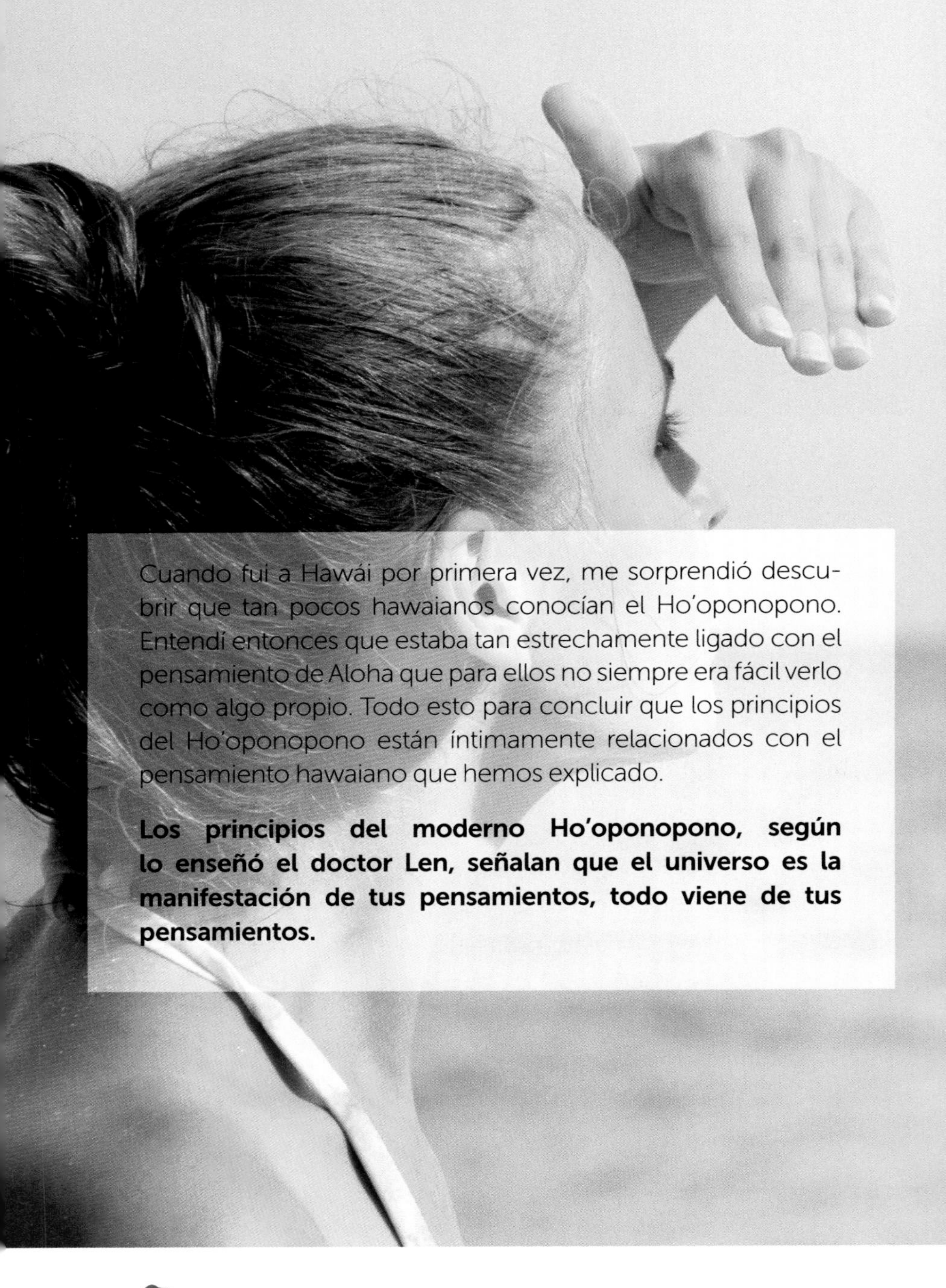

Cuando fui a Hawái por primera vez, me sorprendió descubrir que tan pocos hawaianos conocían el Ho'oponopono. Entendí entonces que estaba tan estrechamente ligado con el pensamiento de Aloha que para ellos no siempre era fácil verlo como algo propio. Todo esto para concluir que los principios del Ho'oponopono están íntimamente relacionados con el pensamiento hawaiano que hemos explicado.

Los principios del moderno Ho'oponopono, según lo enseñó el doctor Len, señalan que el universo es la manifestación de tus pensamientos, todo viene de tus pensamientos.

Grandes principios del Ho'oponopono

- **Nada existe fuera de ti.** Todo proviene de tu interior y todo existe en pensamientos dentro de tu mente. Solo estás tú, tus pensamientos, tus creencias y tus recuerdos.

- **Eres cien por cien el creador de tu universo**, eres totalmente responsable de él.

- **Tus pensamientos perfectos crean una realidad agradable** llena de amor y armonía.

- **Tus pensamientos negativos crean una realidad desagradable**, incluso nociva y patógena para ti. Los hechos en sí no son malos, sino tus pensamientos.

- Si quieres crear un ambiente armonioso, **solo debes eliminar tus pensamientos negativos** y ya no habrá problemas, solo oportunidades para limpiar tus memorias erróneas. De este modo, cuando te ocurre algo negativo, tienes la opción de dejarte dominar por ello y su programa y te sentirás abrumado por pensamientos negativos, emociones y estrés, o tienes la alternativa de darte cuenta de que es un recuerdo (o varios) o un programa que proviene de ti mismo y eres responsable de él. Luego, puedes pedirle a tu inteligencia divina que lo borre, eres tú quien decide a quién le das los mandos de tu vida. Es tu elección y donde se sitúa tu libre albedrío.

La ley de atracción

El Ho'oponopono responde al principio general de la ley de atracción según la cual dos energías de la misma frecuencia se atraen. Todo parte de ahí. De hecho, en cuanto piensas en algo, este pensamiento se ve de inmediato atraído hacia ti: el proceso es tan sencillo como eso. Sin embargo, su aplicación práctica es un poco más complicada, porque tus pensamientos siguen vagando por tu cabeza. Pides algo al universo y, justo después, piensas que no está bien o que no es justo, o incluso que quieres algo mejor. Por ejemplo, primero deseas ganar la lotería, un momento después, piensas, sí, pero hay personas que necesitan este dinero mucho más que yo, o sea que acabas cancelando su primera solicitud.

Esta situación no solo es frecuente, sino generalizada. Esto es lo que sucede a nivel consiente, donde reina tu intelecto. Pero no es el único culpable, más bien es el inconsciente el que debería ser señalado con el dedo, porque es el que te dirige de forma astuta, al resaltar tu experiencia pasada, tus fracasos, tus esperanzas incumplidas, tus valores, tus creencias, tus deseos secretos, etc. En resumen, son sobre todo estos motivos inconscientes los que impulsan tu vida. Tu mente solo te da el "cambiazo" y te hace creer que tu decisión es el fruto de una reflexión profunda y consciente. Por ejemplo, imagina que puedes elegir entre dos trabajos. Escoges el más cercano a tu casa porque tu mente te ha explicado que tus desplazamientos diarios serán mucho más sencillos. Pero la verdadera razón de esta elección es inconsciente, porque el trabajo por el que has optado es mucho menos gratificante que el más alejado de

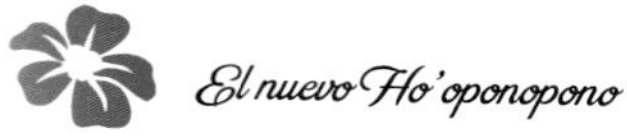

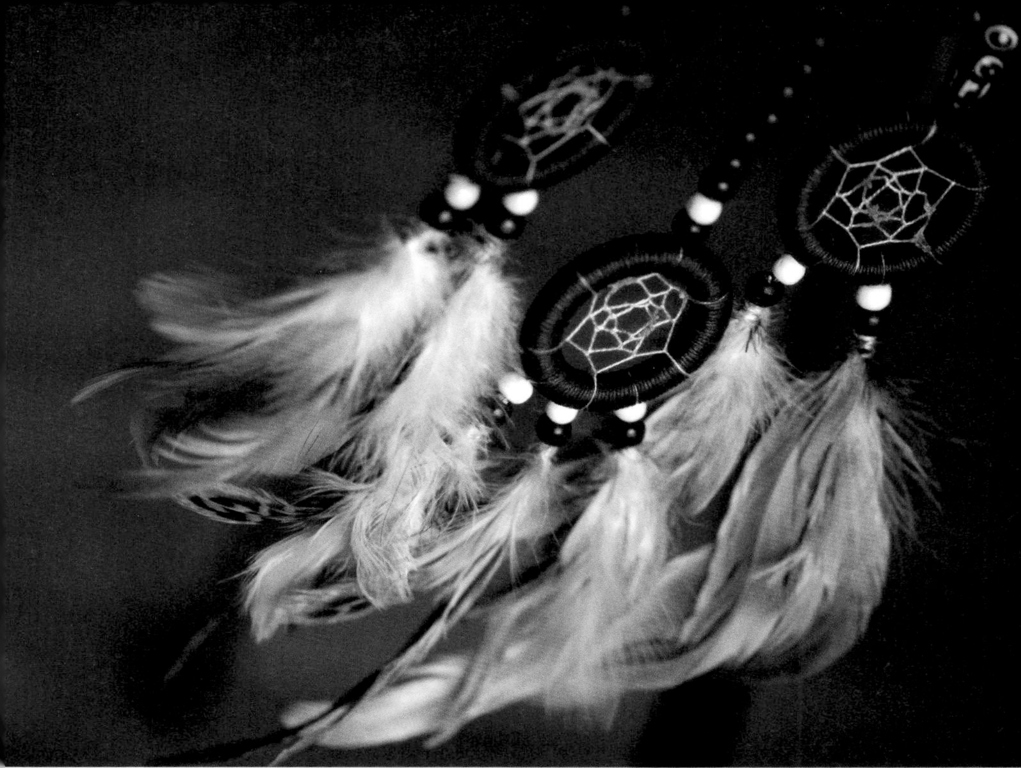

tu domicilio. De hecho, es la creencia inconsciente, que has estado arrastrando desde tu niñez, la que te hace pensar que eres malo y nunca llegarás a nada en la vida, la que ha determinado tu elección y te ha empujado a rechazar el segundo trabajo, aquel en el que hubieras podido desarrollar tus talentos y ser reconocido.

Como dicen los psicólogos y los psiquiatras, tienes un consciente y un inconsciente, pero no te dirige el que crees. En otras palabras, te conduce tu inconsciente y no tu conciencia.

La ley de atracción funciona siempre en todo lo que te sucede en la vida. Pero como son tus pensamientos inconscientes los que dominan tu mente y tu toma de decisiones, son los únicos responsables de tus vivencias buenas o malas.

Una historia de la radio

Tu radio funciona por el principio de la ley de atracción. Recuerda que usa electricidad. Si deseas escuchar tu programa favorito, primero enciendes el aparato de radio y luego seleccionas la emisora.

En ese momento, gracias a la electricidad que recibe, el aparato se pone a vibrar en la frecuencia de la emisora escogida y atrae hacia él la onda de radio con la misma frecuencia (si está en la zona donde te encuentras). A continuación, tienes la dicha de escuchar tu programa favorito.

Al igual que la radio atrae la onda que te permite escuchar tu emisora, en la vida cotidiana tus pensamientos también atraen situaciones similares.

Tu libre albedrío

Normalmente, en tu vida suceden **dos tipos de situaciones**:

- **las agradables**: en este caso, te aconsejo que no cambies nada en tu vida y continúes de esta manera, pero creo que no me necesitas para saberlo.
- **las desagradables**: aquí es donde puedes elegir.

No quieres que esto cambie o no crees que pueda hacerlo, así que sigue igual.

Deseas que esto cambie para no sufrir más. Aquí es donde intervendrá el Ho'oponopono borrando la memoria errónea en el origen de la situación perjudicial.

Como puedes ver, la vida es sencilla. A menudo eres tú quien la complica al imponerte una agenda llena de cargas importantes.

De todos modos, siempre eres tú el único que toma las decisiones en tu vida tanto de forma consciente como inconsciente.

¿Crear o atraer?

Las personas que presentan el Ho'oponopono, incluyéndome a mí en mis libros anteriores, a menudo dicen que tú mismo eres el creador del cien por cien de tus vivencias. Pero me parece importante ir más allá en esta noción de creación que a menudo es malentendida. Más adelante, volveremos a la idea del cien por cien.

De hecho, no eres en absoluto el creador de las situaciones que ocurren en tu vida, ya que no has creado un suceso nuevo anteriormente inexistente. ¿Qué eres entonces? Eres la persona que atrae esta situación, lo que es muy diferente. La situación o hecho ya existía en algún lugar del universo y tú, con tus pensamientos, lo has atraído a tu existencia, siguiendo la ley de la atracción. Tu pensamiento, inconsciente la mayor parte del tiempo, como ya mencionamos, atrae a tu vida una situación con la misma vibración, es decir, que se adecua a ella.

Si crees que no sirves o que nadie te quiere, estas reflexiones internas atraen hacia ti sucesos que prueban que eres malo o que nadie piensa en ti ni te ama. Tu experiencia confirmará la validez de tus creencias y te dirás tenía razón en pensarlo, aunque hubiera sido suficiente con borrar estos pensamientos dañinos para que la situación se transformara y te fuese favorable.

La física cuántica confirma este punto de vista al explicar que el presente es solo un inmenso campo de potenciales. Todas las situaciones posibles están presentes y tu pensamiento selecciona una que luego se dirige hacia ti y crece en tu vida.

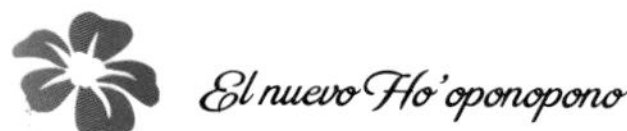

De hecho, no has sido tú quién ha creado el hecho, ya estaba ahí, en algún lugar de este enorme campo de potenciales. Lo atrajiste y le has permitido expresarse y manifestarse en tu mundo. Cuando compras un coche nuevo, no eres tú quien ha creado este vehículo. Simplemente atrajiste hacia ti un potencial, el que corresponde precisamente a este coche, y lo has introducido en tu existencia.

Olvida la palabra «crear» situaciones, que aquí es inapropiada, y en su lugar pon la palabra «atraer».

Del mismo modo, las demás personas tampoco son tu creación personal. De lo contrario, significaría que no existen en la realidad de nuestro espacio-tiempo. Sin embargo, existen de verdad. Pero todas viven en su mundo personal. De nuevo, son tus pensamientos los que han atraído a las personas vibrando a la misma frecuencia que tú en un momento dado, es decir,

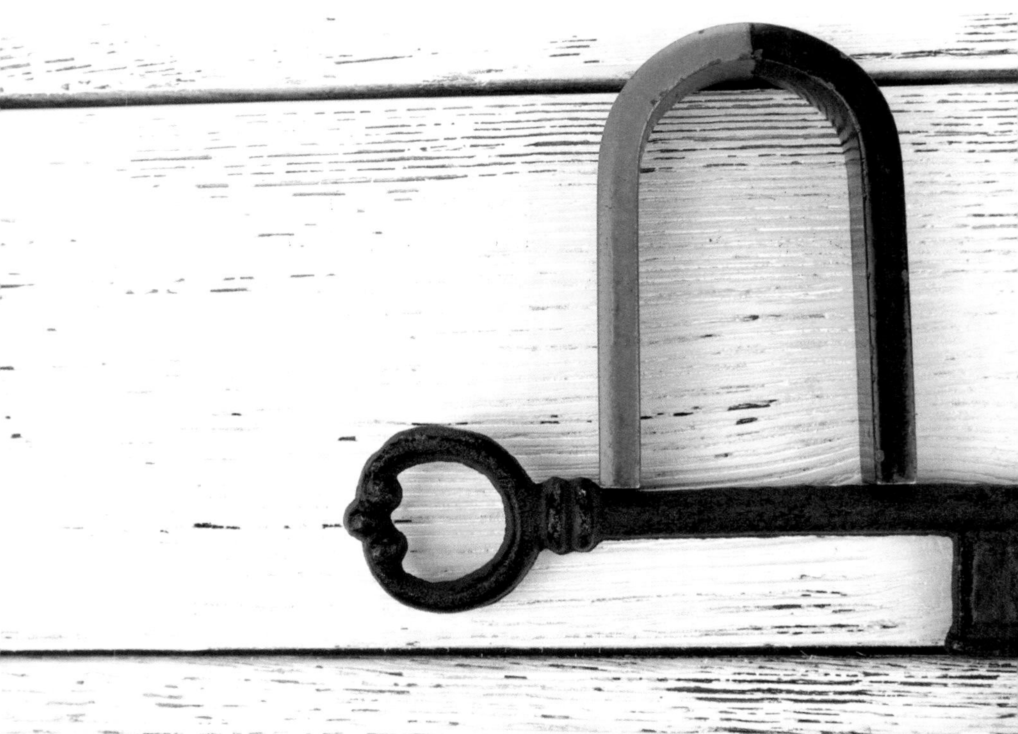

compartiendo las mismas ideas en el mismo momento. Por ejemplo, en un cine todo el público ha acudido con una misma idea: ver la película. Durante su proyección, todos están juntos, luego, una vez terminada, cada persona regresa a sus pensamientos, a su vida y a su propio mundo.

No hay un universo poblado de siete a ocho mil millones de seres humanos, sino siete a ocho mil millones de mundos unidos en un espacio-tiempo común (el universo tal y como lo conocemos, con las leyes que lo rigen). En el seno de las familias, de los grupos de trabajo, de las reuniones, de las manifestaciones, los mundos de las personas que intervienen se encuentran unidos por un pensamiento común, por ejemplo, el de trabajar por la paz en el mundo durante una manifestación. Una vez ésta termina, los manifestantes se dispersan y entran cada uno en su mundo personal.

No puedes saber lo que está sucediendo en el mundo de los demás ni tampoco intervenir en él. A lo sumo, es posible pasar información para que cambien y evolucionen en su propio mundo. Por tanto, solo es viable hacer el Ho'oponopono para ti y no para los demás.

Sin embargo, puedes explicárselo a los demás para que lo practiquen ellos mismos. No intentes cambiarlos, cámbiate a ti mismo con **el Ho'oponopono.**

¿Realmente al cien por cien?

Como decía Buda, «somos lo que pensamos. Todo el mundo surge de nuestros pensamientos. Con nuestros pensamientos construimos nuestro mundo».

Así que, a través de tus pensamientos, atraes todas las situaciones de tu existencia, desde los éxitos y los fracasos en los exámenes, los encuentros y las separaciones, los matrimonios y los divorcios, los contratos y los despidos, hasta los resultados de las elecciones, el hambre en el mundo, las epidemias y las guerras... Todo, absolutamente todo, solo porque está en tu vida, se debe a tus pensamientos. **Atraes todo lo que te sucede.**

Entiendo que esta idea no es fácil de admitir, porque tu educación siempre te ha animado a separar tu interior del exterior, aunque en realidad el exterior está vinculado a tu interior.

Sin embargo, no te bloquees. Incluso si no crees que has atraído todas las situaciones de tu vida, practica Ho'oponopono de todos modos. Ya reflexionarás más tarde sobre esta visión. Recuerdo a un hombre que no podía aceptar esta idea, porque tenía un niño que había nacido con malformaciones. Me dijo que había leído en un libro sobre el Ho'oponopono que éramos los creadores al cien por cien de todo lo que sucedía en nuestras vidas. Había cerrado el libro inmediatamente de forma violenta diciendo: «No, esto no es verdad. Nunca quise tener un niño con malformaciones y, sobre todo, nunca quise que mi hijo tuviera malformaciones. Yo no lo creé».

Comprendí su sufrimiento y lo respeté. Sin embargo, no olvides que tus pensamientos inconscientes son la fuente incluso de situaciones tan dramáticas como esta.

Por tanto, eres, a través de tus pensamientos conscientes y sobre todo inconscientes, quien atrae el cien por cien de las situaciones de tu vida. Pero, aunque te cueste creerlo, no dejes de practicar Ho'oponopono. Más tarde ya te rendirás ante la evidencia.

Responsabilidad y culpabilidad

Como atraes todas las situaciones existentes en tu mundo con tus pensamientos, es obvio que eres responsable de ello y por tanto eres el único responsable de tu fracaso profesional, tu divorcio, la enfermedad de tu pareja, del hambre en el mundo, la guerra, etc. Sin embargo, mucha gente cree que la responsabilidad significa culpabilidad.

Ahora hazte la siguiente pregunta: si eres el único responsable de todas las situaciones perjudiciales presentes en tu vida, ¿eres por ello el culpable? La respuesta a esta pregunta es no. Es importante eliminar de inmediato esta idea de tu cabeza. De hecho, eres el instigador de la situación al haberla atraído a tu vida, pero no la creaste, sencillamente le permitiste manifestarse. No eres para nada culpable de esta situación.

Además, no has atraído esta situación perjudicial a tu vida de forma voluntaria. Los responsables son tus pensamientos inconscientes y, por tanto, lo hiciste de manera completamente involuntaria, sin premeditar nada. Serías culpable si

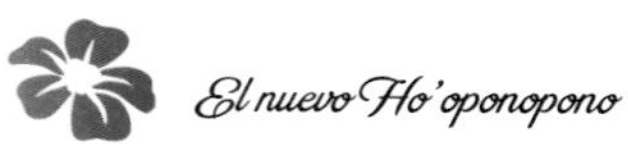

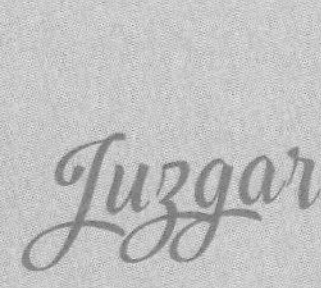

Las religiones han avivado durante siglos el sentimiento de culpa para asegurar su supremacía. La culpa provenía de las nociones del bien y el mal, también inventadas por las religiones. Todo esto les permitía crear miedo y angustia entre los fieles, asegurándose así su dominio sobre las personas.

Antes de las religiones, no existía tal clasificación entre el bien y el mal. Los elementos eran buenos o malos y eso era todo, ya que un elemento no puede ser bueno o malo. Ponerse cerca del fuego en invierno cuando hace frío es bueno y agradable; pero cuando pones la mano en el fuego, te quemas y te haces daño, es malo. No sería justo decir que el fuego es bueno en la primera situación y malo en otra. ¡No! El fuego sencillamente es y, según la situación, es bueno o malo para las personas que lo usan.

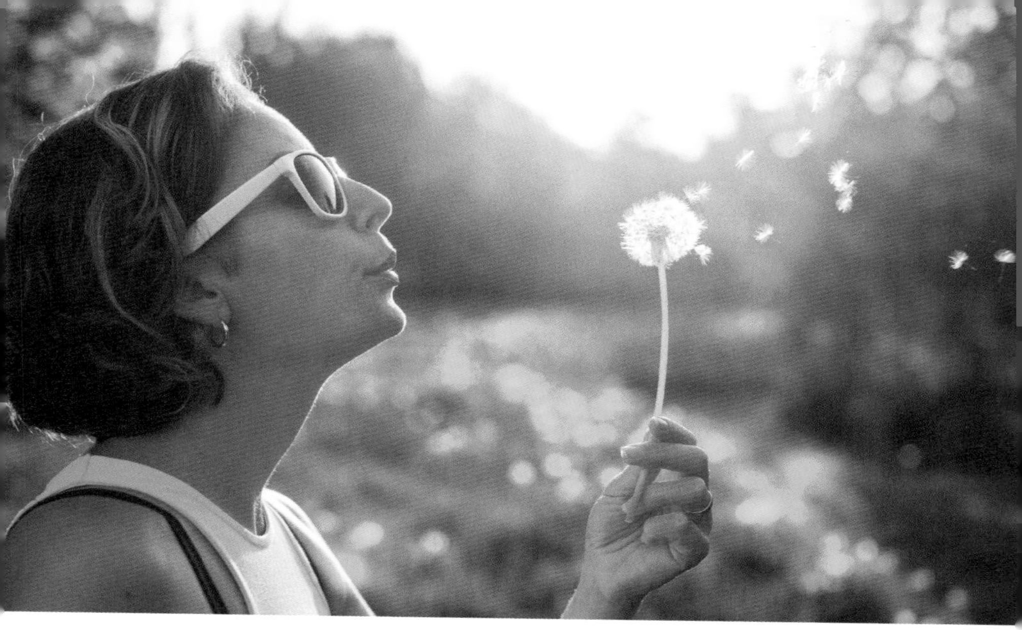

hubieras querido atraer esta situación desagradable para ti y los demás, pero no es el caso. Ni siquiera sabías que esta memoria errónea estaba presente en ti y mucho menos que estaba activa. No tenías ninguna intención de crear una situación perjudicial, así que no eres el culpable.

Debes saber que todas las situaciones que vives son experiencias que te permiten avanzar y evolucionar. Además, un hecho que en principio parece negativo, como una ruptura sentimental brutal, en un futuro te traerá una situación mejor que la anterior. Por ejemplo, esta separación puede permitirte viajar si a tu expareja no le gustaba hacerlo, o podrás conocer a una nueva persona, que estará más en línea con tu forma de vivir. Lo que al principio consideras negativo, tras un tiempo difícil, se transforma a menudo en positivo. Por tanto, es importante dejar de juzgar y considerar que, a través de las circunstancias vividas, la vida sencillamente te brinda una nueva oportunidad de evolucionar.

Si crees en la reencarnación, cuya existencia tiende a demostrar la física cuántica, es probable que en vidas pasadas fueras sucesivamente violador y violado, verdugo y torturado, gobernante y gobernado, etc. Todas estas experiencias sirven para mostrarte puntos de vista diferentes y desarrollar tu comprensión del mundo, de los demás y de la vida.

Sea como fuere, eres responsable del hambre, la pobreza, la miseria, el desempleo, etc., en tu mundo. Pero no eres culpable porque no pretendías crearlos. Sucedió solo por las memorias erróneas que había en ti y que ni siquiera sabías que existían.

Además, como todos somos creadores de nuestras vidas, no existe la culpa porque cada uno crea su propia realidad en su propio mundo del cual es el único responsable. Por tanto, lo que sucede en un mundo no necesariamente ocurre en otro, depende de los pensamientos de cada uno.

Como ya hemos mencionado, no puedes intervenir en el mundo de los demás. Cada uno crea su propio universo con sus propios pensamientos y los tuyos no interferirán en otros mundos. No puedes ser responsable, y mucho menos culpable, de lo que está sucediendo en el de los demás. Esta responsabilidad recae únicamente en la persona misma. Así que tampoco tienes la culpa desde este punto de vista. Solo eres responsable de tu mundo y de ti. Lo que ocurre en otro lugar no es de tu competencia, ni tu responsabilidad, ni aún menos tu culpa.

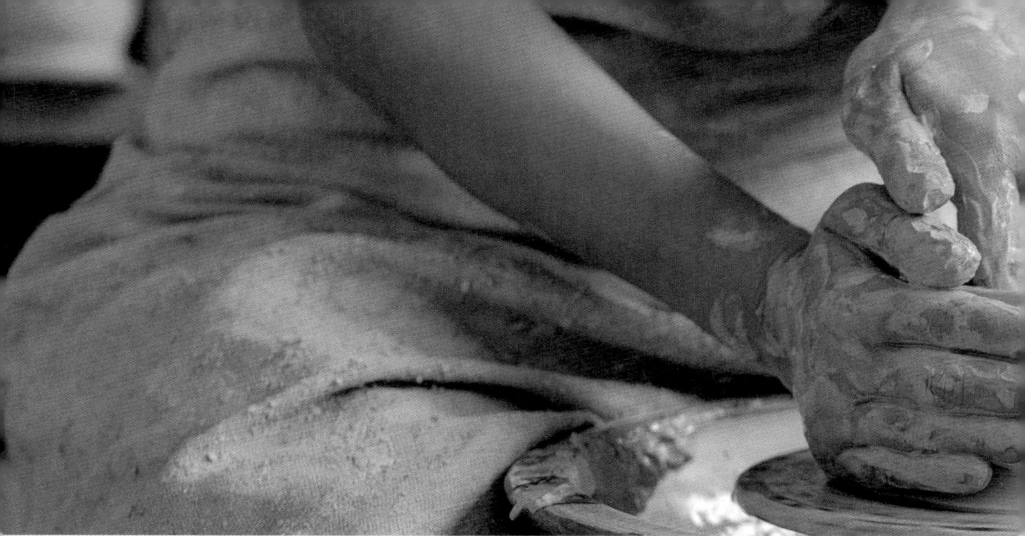

¡No eres una víctima!

Eres el único responsable de las situaciones que vives, porque tus pensamientos las han atraído hacia tu existencia. Si hubieras tenido otros pensamientos, hubieras atraído otras situaciones. Además, cuando experimentas algo malo, puedes:

- **Sencillamente cambiar tu forma de pensar**, es decir, poner en práctica un pensamiento diferente. En este caso, la situación evolucionará, pero la memoria errónea siempre estará presente en tu mente y por tanto puede manifestarse de nuevo en el futuro.
- **Borrar la memoria errónea** con Ho'oponopono para cambiar permanentemente la situación o tu punto de vista sobre ella. Esta solución es mucho mejor porque el hecho no podrá volver a manifestarse en el futuro.

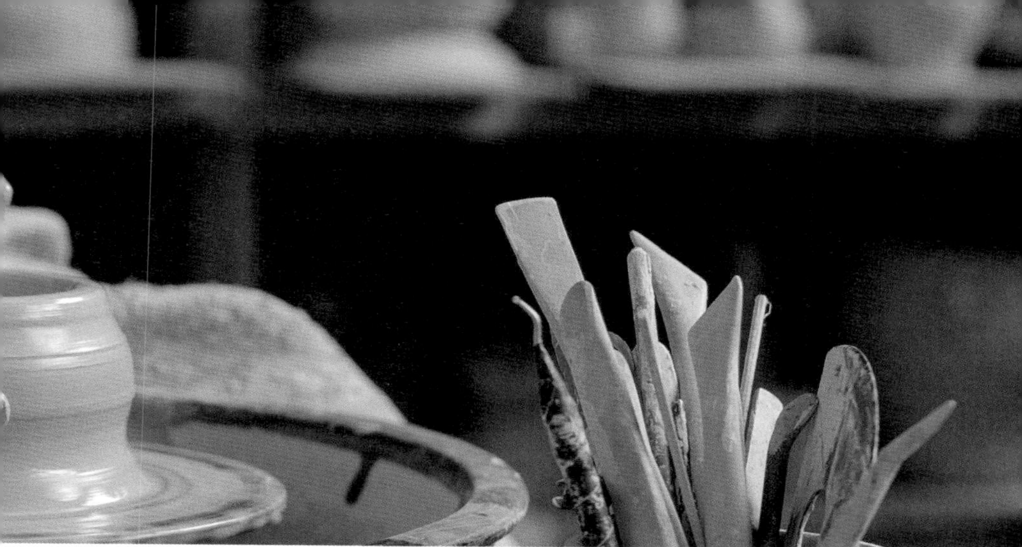

De todos modos, si eres tú quien ha atraído la situación desagradable a tu vida, los demás nada que ver y tú no eres ninguna víctima.

Si has logrado atraer una situación negativa, puedes apartarla y situar algo más positivo en su lugar, y no tienes que esperar a que otros la cambien. Todas las cartas en tu mano. Ya no dependes de la buena voluntad de tu jefe, del gobierno, de la administración o de tu pareja. Sencillamente elimina la memoria o el programa dañino que está causando el problema y pon otro en su lugar con la práctica del Ho'oponopono.

Tú y solo tú eres el dueño de tu mundo.

Si quieres luchar contra el hambre en el mundo, la pobreza, la guerra, los atentados etc, es inútil participar en manifestaciones. Practica Ho'oponopono sobre la memoria responsable de este estado de cosas en tu mundo. Será mucho más efectivo.

No eres la víctima de ninguna situación. Puedes hacer, deshacer y rehacer, a placer, todos los acontecimientos de tu existencia ya que eres a la vez el actor y el director de la obra. Ahí reside toda la magia y también toda la fuerza del Ho'oponopono.

El principio del ordenador

Hoy quieres ver una película en tu ordenador. Lo enciendes, el escritorio aparece frente a ti, introduces el DVD en el reproductor y empiezas a verla. Disfrutas de este momento de felicidad. Pero cuál es tu decepción cuando descubres que la película no cumple tus expectativas: los actores lo hacen mal, el guion no tiene sentido, la escenografía parece de cartón piedra...

Sin embargo, no insultas la película, los actores o el ordenador, ya que sabes que no cambiará nada. Es perfectamente lícito parar la película y sacarla del ordenador. Eres libre de colocar otro DVD en la unidad. Como la primera película fue mala, la segunda probablemente será mejor.

El Ho'oponopono sigue el mismo principio. Cuando algo desagradable ocurre en tu vida, es inútil acusar o insultar a los demás. Nada tienen que ver. Lo único que tienes que hacer para que la situación cambie favorablemente de una forma u otra es expulsar la memoria errónea.

¿Qué es un pensamiento erróneo?

En capítulos anteriores, a menudo se ha hecho referencia a pensamientos o memorias erróneos que son como programas dañinos de tu mente que atraen situaciones desagradables a tu vida. El Ho'oponopono te permite borrarlos. Pero antes de ir más allá en las explicaciones del proceso, veamos cuáles son estas memorias erróneas y de dónde vienen.

Así, podemos hacer una lista, no exhaustiva, de su origen:

- **Los miedos**, como el miedo a no lograr algo, el miedo a las enfermedades, el miedo al fracaso, el miedo a la policía, el miedo a quedarse sin dinero, el miedo a la separación, el miedo al pecado, el miedo a morir, etc. Todos tenemos miedos injustificados. A menudo provienen de nuestra educación (familiar, religiosa, escolar, social) o de experiencias dolorosas, como la repentina e inesperada muerte de la pareja que produce un miedo excesivo a perder a los hijos o una nueva pareja de la misma manera.

- **Los deseos secretos**, las expectativas ocultas, las esperanzas olvidadas, los deseos incumplidos, los prejuicios, los sueños, pero también el rencor, el resentimiento, la humillación, el descrédito, el conflicto, las valoraciones, etc.

- **El ego** es un elemento muy poderoso de nuestra mente. A menudo empuja a realizar acciones en busca de poder, placer, reconocimiento e incluso dominación.

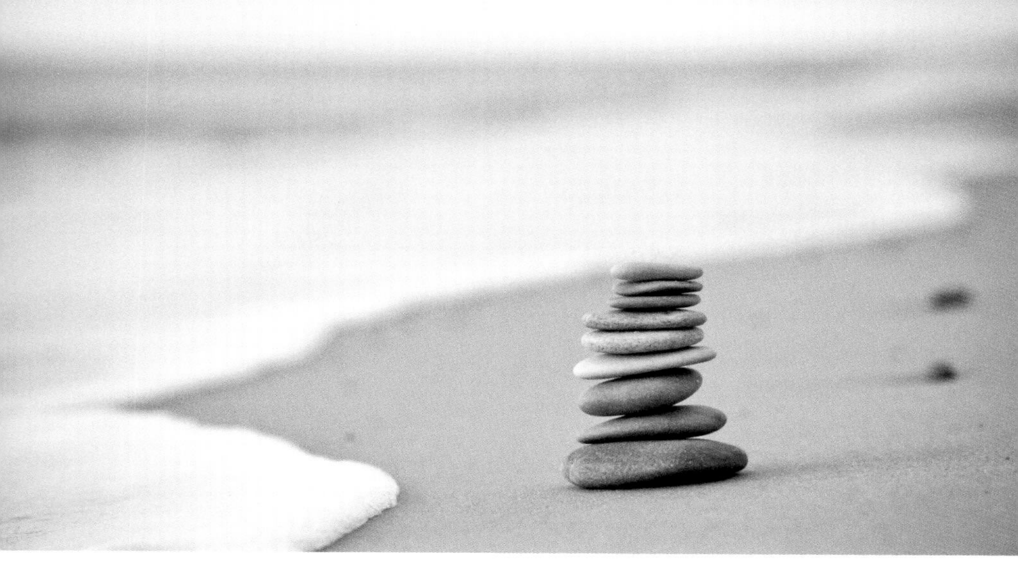

- **Los valores**: todos tenemos muchos valores que rigen nuestras vidas, como que la familia es lo primero, incluso más importante que uno mismo; o que tu seguridad es esencial, o que tu libertad es lo primero. Algunos de estos valores pueden alienar y distorsionar tu realidad, pero depende de ti conservarlos o borrarlos.

- **Las creencias** son información no verificada que consideras cierta y verdadera. Todos tenemos creencias que principalmente provienen de nuestra educación, pero también de nuestras experiencias, como por ejemplo: «El trabajo es duro y difícil», «No podemos tenerlo todo en la vida», «Hay que sufrir para estar guapa», «Un hombre no debe llorar ni mostrar su dolor», «Los ricos son todos unos ladrones», etc. Aquí nuevamente, te corresponderá a ti decidir si mantienes tus creencias o decides borrarlas, porque algunas pueden ser limitantes y atraer situaciones difíciles.

EJERCICIO PRÁCTICO

Creencias

Haz tres columnas
en una hoja de papel.

Luego **lee la primera pregunta** que aparece a continuación y haz lo que te pide sin leer las otras preguntas. Cuando termines, **lee la segunda pregunta** y respóndela. Haz lo mismo con **la tercera, pero lo más importante es que no leas todas las preguntas desde el principio, ya que** podrían influir en tus respuestas.

En la primera columna, **escribe lo que fue importante para tu padre.** Las reglas y principios con las que se regía en su vida. Cuando termines, **haz lo mismo con tu madre en la segunda columna.** Cuando hayas acabado, **haz lo mismo contigo en la tercera.**

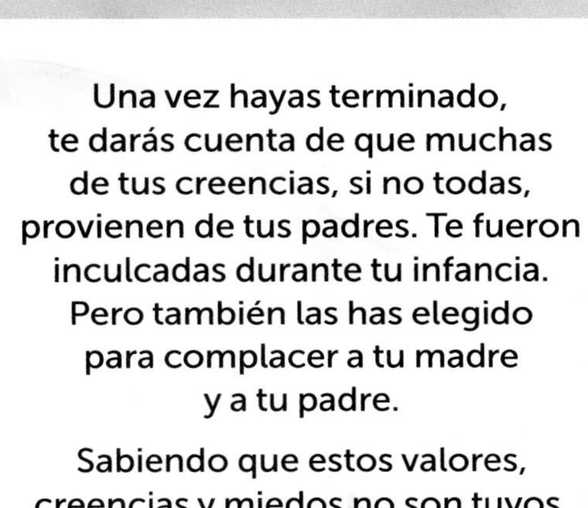

Una vez hayas terminado,
te darás cuenta de que muchas
de tus creencias, si no todas,
provienen de tus padres. Te fueron
inculcadas durante tu infancia.
Pero también las has elegido
para complacer a tu madre
y a tu padre.

Sabiendo que estos valores,
creencias y miedos no son tuyos,
¿todavía quieres guardarlos?,
¿quieres realmente construir
tu vida sobre ellos?,
¿no te gustaría
colocar otros que hoy
te parecerían
más adecuados?

**De ti depende pensar
en todo ello y elegir.
Pero ahora la decisión que tomes
será a sabiendas...
¡lo que antes no era el caso!**

La mayoría de estos elementos son inconscientes. Se fueron incorporando a tu mente a lo largo de los años, incluso desde tu infancia, y se han convertido en programas, a menudo nocivos o inapropiados, que ni siquiera te planteas cuestionar. Sin embargo, pueden ser muy perjudiciales para ti algunos programas como «soy un inútil», «nunca lo lograré», «no valgo nada», «nunca seré feliz», «no merezco vivir», etc. Por tanto, es muy importante borrarlos para comenzar a vivir realmente una vida plena.

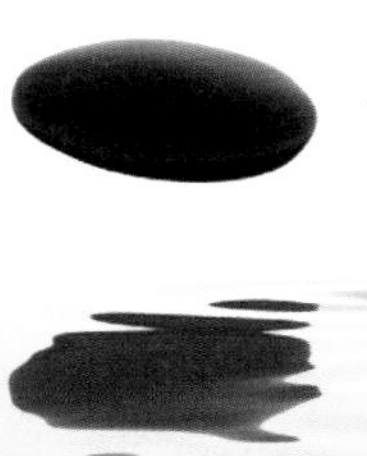

¿Es importante identificar la memoria errónea a borrar?

No es necesario conocer la memoria errónea que causa el problema o la situación desagradable para que sea borrada con el Ho'oponopono. Esta es una ventaja extraordinaria de esta técnica y la razón por la cual dudé durante mucho tiempo antes de usar el Ho'oponopono y divulgarlo. Según lo que aprendí en la facultad de medicina, era importante que la persona investigara por sí misma, o con su psicólogo, el origen de su problema y luego encontrara el o los medios para superarlo. Debía pagar este precio para que el conflicto se resolviera definitivamente y que la persona evolucionara y se transformara. Pero con el Ho'oponopono, toda esta investigación es inútil, lo que contradice lo que había aprendido y me hizo dudar durante mucho tiempo antes de usarlo.

Luego, dejando a un lado las enseñanzas de mis profesores universitarios, probé el Ho'oponopono, primero en mí mismo y luego con mi entorno más cercano. Me vi obligado a admitir que esta técnica funcionaba muy bien, aunque no supiera de la existencia de la(s) memoria(s) que borraba. Me bastaba con pedir que se borrara el programa responsable de tal o cual situación para obtener un resultado. Era realmente increíble.

Sin embargo, incluso si el Ho'oponopono parece hacer milagros en algunos casos, el hecho es que no es un tratamiento. Nunca reemplazará el trabajo de un psicólogo o psiquiatra.

El Ho'oponopono es una gran herramienta. Es muy positivo que Morrnah Simeona la haya vuelto a poner de moda, porque la sociedad actual está deshumanizada. Volver a poner en valor el perdón y el amor ha sido muy bien recibido por muchos. Como todo va cada vez más rápido y las energías de la Tierra continúan creciendo, empujándonos cada vez hacia una mayor conciencia, la mayoría de la gente ya no tiene tiempo para hacer psicoterapia, psicoanálisis o seguir tratamientos a largo plazo para resolver problemas cotidianos.

Así pues, el Ho'oponopono ha reaparecido en el momento adecuado para permitir que la humanidad avance más rápido y se adapte más fácilmente a esta fase de cambios importantes que estamos experimentando en la actualidad.

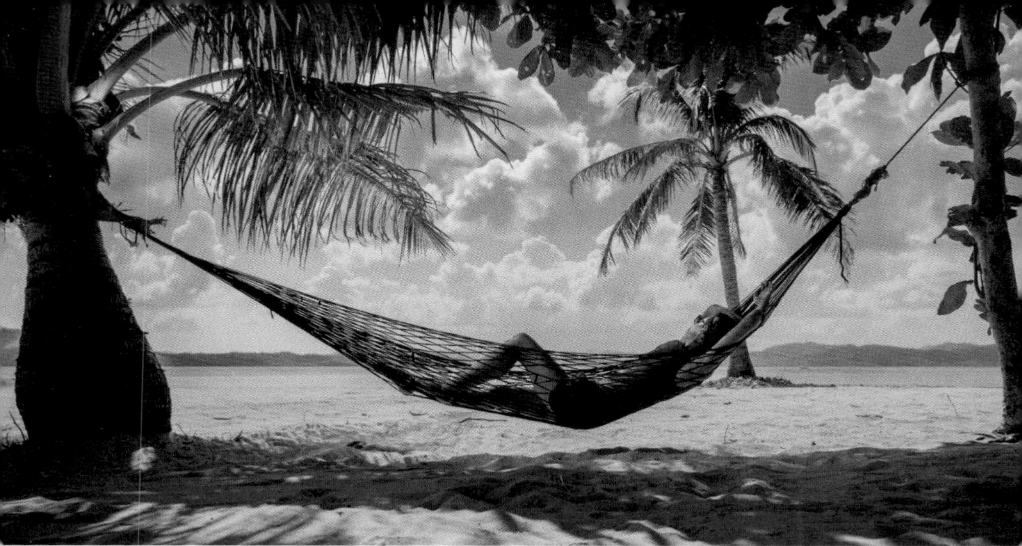

La práctica del moderno Ho'oponopono

Cuando ocurre una situación desagradable en tu vida, debes empezar por recordar que eres tú y solo tú quien la crea/atrae. Los demás nada tienen que ver. Eres el responsable y ya no la víctima. Como has creado/atraído la situación, puedes fácilmente ser su «descreador/ rechazador». Para esto, simplemente comienza a borrar la memoria errónea que causa el problema, repitiendo las cuatro palabras «mágicas» del Ho'oponopono como un mantra, mientras confías tu purificación a Dios.

Para Morrnah Simeona, las cuatro palabras mágicas deben «dirigirse a Dios». Pero para otros autores hay que decírselas con intención a la divinidad interior presente en cada uno de nosotros. Con el moderno Ho'oponopono veremos que también existen otras soluciones.

Las cuatro palabras mágicas son «**lo siento, perdón, gracias, te amo**» y significan:

- **Lo siento:** lamento haber atraído esta situación perjudicial para mí y los demás.
- **Perdón**: perdóname por haberlo hecho. Esta solicitud de perdón es importante para cortar el vínculo con la memoria errónea. La petición debe dirigirse a Dios.
- **Gracias:** agradezco a la vida por permitirme, merced a esta situación desagradable, ser consciente de esta memoria errónea que no conocía y así darme la oportunidad de limpiarla.
- **Te amo:** te amo Dios y expreso toda mi gratitud por borrar la memoria nociva.

Y ahora que lo has dejado en manos de Dios, ya no queda nada por hacer, solo esperar y observar.

Aquí tienes algunos puntos importantes a seguir si quieres obtener la mayor eficacia posible con el Ho'oponopono:

- **Es importante pronunciar las cuatro palabras del Ho'oponopono en plena consciencia,** ya que muchas personas las dicen o, mejor dicho, las sueltan sin preocuparse de su significado, como si solo con estas palabras se lograra el milagro de transformar la situación. Pero no tienen un impacto por sí mismas; deben usarse siendo realmente consciente, es decir, con un conocimiento preciso de su significado. Soltar las cuatro palabras como un loro para borrar una memoria errónea no es eficaz. Es importante pronunciarlas con plena conciencia de su significado.

- **El significado de las palabras**, más que las palabras mismas, es lo esencial en la técnica del Ho'oponopono. Si una palabra te molesta, te incomoda o te resulta perturbadora, no dudes en cambiarla y reemplazarla por otra que tenga el mismo significado o uno parecido, pero que te sea más agradable. De hecho, es importante que las palabras usadas tengan un valor positivo para la persona que las emplea.
- Varios escritores estadounidenses insisten en que el orden de las cuatro palabras sea **«te amo, lo siento, perdóname, gracias»**. Pero este no es el orden mencionado anteriormente en este libro y, sinceramente, no he visto ninguna diferencia significativa en los resultados cuando se recitaba el mantra en un orden u otro. Me parece un falso problema.

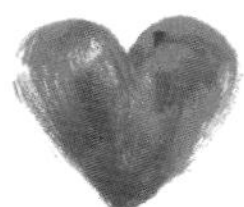

Por mi parte, creo que el Ho'oponopono solo está constituido de felicidad y alegría. Por tanto, es necesario ser flexible y tolerante al respecto. La regla que debe prevalecer es que no hay regla. Cada cual debe establecer su metodología y verificar si se sigue adecuando al pensamiento del Ho'oponopono, pero también si los resultados pueden confirmarla.

Deja que tu compasión y tu amor se expresen, esto es el espíritu del Ho'oponopono (y Aloha). Cualquier otra perspectiva se encuentra fuera de él... o más bien es una buena oportunidad para practicarlo.

¿Quién borra la memoria errónea?

Con el Ho'oponopono se borran las memorias erróneas y los programas que causan la llegada de una situación perjudicial a tu vida. ¿Pero quién borra esta memoria errónea? ¿Quién es capaz de tal hazaña? ¡Excelente pregunta! Las respuestas han ido cambiando a lo largo del tiempo.

En el antiguo ritual, el Ho'oponopono consistía en diálogos y discusiones a partir de los cuales se llegaba al entendimiento entre los protagonistas. Este proceso se llevaba a cabo bajo la tutela de los dioses, quienes permitían la reconciliación dentro del grupo.

El moderno Ho'oponopono desarrollado por Morrnah Simeona estaba influido por la religión cristiana. Para ella, es Dios quien realiza esta hazaña al enviar su amor, que borra la memoria errónea y, al mismo tiempo, transforma favorablemente la situación negativa

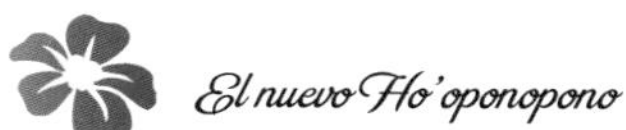

El nuevo Ho'oponopono permite a las personas apelar a quien quieran de acuerdo con las propias creencias. Sin embargo, siempre es posible dirigirse a:

- **La divinidad suprema**, como hacía Morrnah Simeona. Cada cual le dará el nombre que quiera. No tiene importancia, porque Dios no puede ser reducido a un nombre. Es interesante saber que la misma física cuántica ha demostrado que para la creación del universo hubo la presencia de una información primordial, de un gran arquitecto, de un ADN cósmico[1], de un Espíritu creador... que dio el soplo y permitió la aparición de la materia, luego de la vida y finalmente el desarrollo de la conciencia.

1. En palabras del astrofísico y cosmólogo estadounidense George Fitzgerald Smoot, Premio Nobel de Física en 2006.

La divinidad interior: cada ser humano tiene una chispa divina en él que también recibe diferentes nombres, como el de ser interior, el niño interior, el ser superior, incluso el ser espiritual, el alma, etc. Es la parte del ser humano que permanece en contacto con los planos superiores de la creación: el de la conciencia, el de la espiritualidad, el plano divino, etc.

Existen muchas otras posibilidades como la de apelar:

- En el caso de los creyentes o de los seguidores del esoterismo: a los ángeles, a los arcángeles, a los seres de luz, a los guías, a los seres ascendidos, a la luz divina, a los santos, etc.
- De forma más general: al universo, a la vida, a la energía universal, etc.
- En el caso de las personas que no creen en nada de esto: pueden apelar a su inconsciente, a su subconsciente, a su ser interior, a su yo, a su superyó, a su conciencia, etc.
- También es posible sencillamente preguntarse a uno mismo, lo que puede ser una excelente solución y es la que usa el nuevo Ho'oponopono con mayor frecuencia. Pero también funciona sin nombrar ni invocar a nadie y, por tanto, no tienes por qué preocuparte por eso.

La pirámide de las religiones

Las religiones se podrían comparar a las caras de una pirámide. A medida que los practicantes ascienden, se elevan hacia la cima, es decir, hacia Dios. Pero la cumbre es la misma para todos. Porque únicamente puede haber un solo Dios que toma diferentes nombres y aspectos según las situaciones.

Hoy, para acercarse a Dios, ya no es obligatorio pasar por las religiones. Cada uno puede hacerlo de forma individual a través de la meditación, la reflexión y la oración. Esto evita los dogmas y las leyes de las religiones que generalmente son de naturaleza más humana que divina.

Cada persona debe elegir su camino, sabiendo que no existe una senda equivocada, solo diferentes caminos.

La divinidad del hombre

Según una leyenda, antaño los hombres eran como dioses, pero abusaron de su poder y el dios principal decidió quitarles el poder divino y escondérselo. Esperaba que se dieran cuenta de quiénes eran realmente y solo entonces les devolvería su divinidad perdida.

Pero mientras llegaba este momento, debía esconder la divinidad de los hombres en alguna parte. ¿Pero dónde? Cada dios propuso una idea: en el fondo del mar, bajo el suelo helado, en la cima de la montaña más alta, en las estrellas. Sin embargo, ninguna solución parecía realmente satisfactoria, porque el dios sabía que el hombre era ingenioso e intrépido y que, tarde o temprano, descubriría estos lugares.

Así que decidió esconder la divinidad del hombre en lo más profundo de su ser, porque era definitivamente el único lugar donde no mirarían.

EJERCICIO PRÁCTICO

La oración

La oración es una excelente herramienta para entrar en contacto con lo divino.

Todas las religiones del mundo tienen oraciones. Además, la palabra «religión» proviene del latín *religare* que significa «conectar». Por tanto, el papel de las religiones es conectar al hombre con Dios. Pero en la actualidad, **puedes crear tus propias oraciones,** que diriges directamente a la divinidad. También funciona bien. Sin embargo, sea cual sea la oración elegida, **una vez que se establece la comunicación,** deja de repetir la oración y **escucha** lo que **te dice este Ser magnífico** que te acogerá **con toda Su compasión y su bondad**.

La oración tiene la misma función que el número que marcas en el teclado de tu teléfono para establecer una llamada. Una vez marcado, dejas de escribir en el teclado para escuchar a tu interlocutor. Del mismo modo, una vez realizada la comunicación con la divinidad, **deja de repetir la oración para escuchar y dialogar.**

Es un momento mágico, por no decir ¡divino!

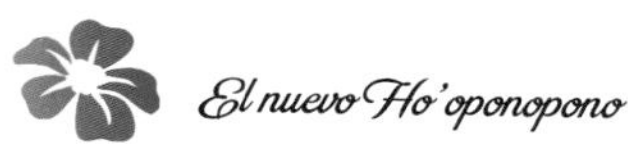

¿Cuántas veces hay que practicar Ho'oponopono?

Muchas personas se sorprenden de que después de practicar Ho'oponopono una sola vez no cambia todo inmediatamente en sus vidas, a pesar de que pensaban que habían empleado bien la técnica. La explicación es que no siempre hay una sola memoria a borrar. Y cuanto más grave o importante es la situación, más memorias a tratar. En este caso, debes practicar Ho'oponopono varias veces para eliminarlas una tras otra.

El Dr. Len no aplicó el Ho'oponopono solo una vez a los pacientes hospitalizados. Repitió la operación todos los días durante meses en su consultorio, estudiando el historial de cada paciente cada vez y repitiendo «lo siento, perdón, gracias, te amo». Para entender por qué era necesario que realizara esta operación muchas veces, basta con recordar que el Dr. Len aplicaba el Ho'oponopono a enfermos, personas con problemas psiquiátricos y de origen carcelario (mayoritariamente prisioneros).

Estas personas estaban, por tanto, muy «cargadas» y no solo tenían una única memoria errónea. Era necesario que el Dr. Len tuviera muchos recuerdos erróneos dentro de sí mismo para poder atraer a tales personajes. Por tanto, cada vez que practicaba Ho'oponopono sobre un paciente borraba una memoria. Llevó tiempo para que, de memoria borrada en memoria borrada, la situación se decantara y los pacientes mejoraran.

Sin embargo, muchas personas han constatado que les bastaba con practicar Ho'oponopono una vez para solucionar un pequeño problema en la pareja o entre amigos, como es el caso de una joven que había tenido una discusión con su novio mientras comían juntos. Tras regresar a su oficina contrariada, comenzó a practicar Ho'oponopono. Dice que apenas había terminado de decir las palabras mágicas en plena conciencia, su novio la llamó para disculparse y renovar su amor.

Es imposible saber *a priori* si una situación difícil es producto de una o más memorias erróneas**. Debes confiar en el Ho'oponopono y repetir la operación tantas veces como lo necesites hasta que algo cambie.**

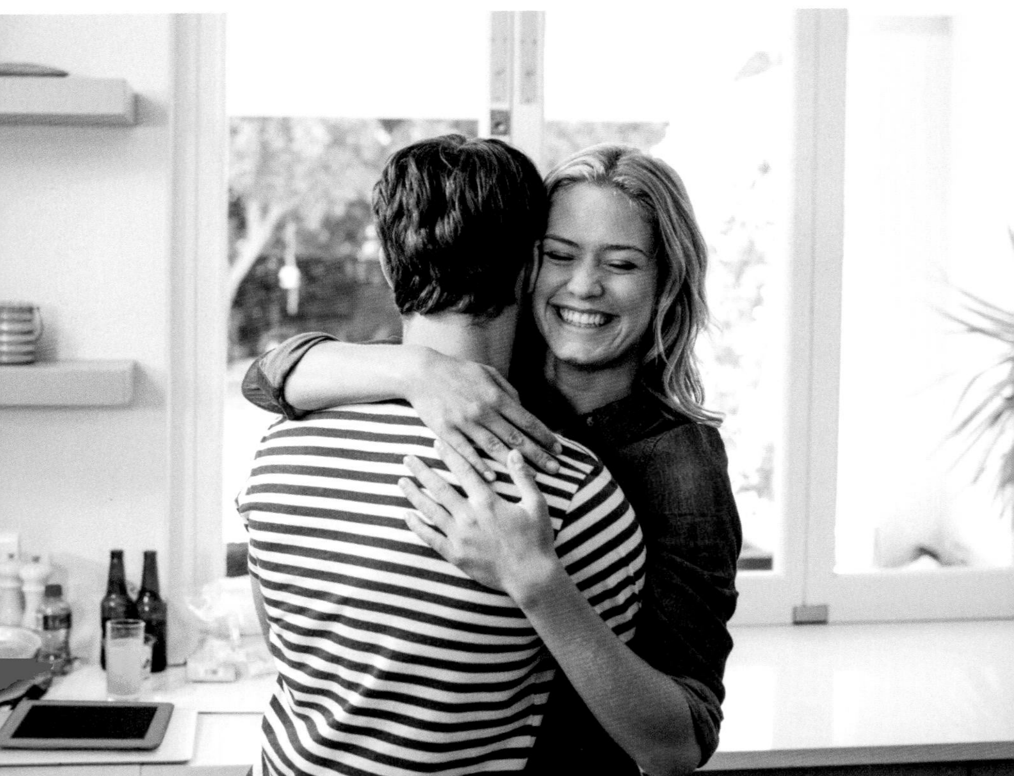

La dificultad del Ho'oponopono

La principal dificultad que encontrarás al principio cuando practiques Ho'oponopono es reconocer que todas las situaciones perjudiciales que vives provienen de ti mismo y solo de ti, ya que siempre has tenido la costumbre de acusar a los demás de ser responsables de las malas situaciones que has vivido. Una disputa siempre la provoca tu pareja, tú nunca.

Aquí, en cambio, tienes que asumir que tú eres el responsable y no los demás. Nada tienen que ver. A menudo esta noción es delicada, por no decir difícil de admitir, porque va en contra de cómo has funcionado habitualmente. Sin embargo, esta etapa es esencial en el proceso del Ho'oponopono, porque si has atraído una situación hacia ti, puedes rechazarla fácilmente, lo que no sería el caso si el problema viniera de los demás, ya que habría que esperar a que su buena voluntad resolviera la situación.

Con el Ho'oponopono puedes resolverlo solo, ya que carece de importancia que el otro esté o no de acuerdo.

Una vez te das cuenta de que eres el único responsable de la situación, el resto («lo siento, perdón, gracias, te amo») ocurre solo.

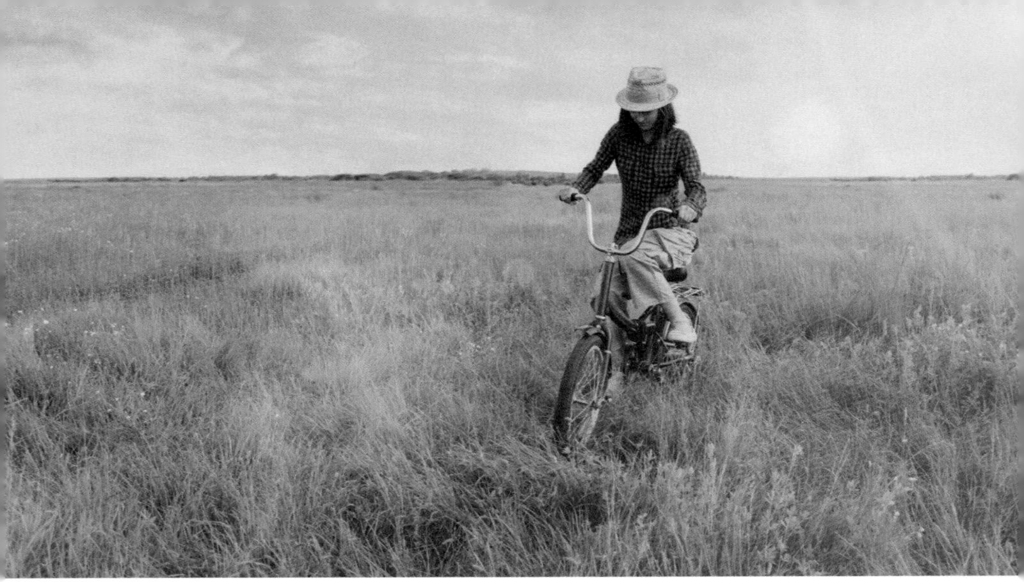

¿Qué pasa después?

Tras practicar una o más veces Ho'oponopono sobre una situación desagradable, ¿qué ocurre? Primero, la o las memorias erróneas han sido borradas de tu mente de forma permanente y por tanto no continuarán alimentando la situación desagradable. Pero a nivel material, es decir, el de tu vida diaria, es imposible saber qué generará esta eliminación para ti. En cualquier caso, sabemos que sea lo que sea será mejor.

Por tanto, es importante dejarse llevar una vez se haya practicado el Ho'oponopono porque el cambio puede traducirse en:

- **Un cambio de situación**, aunque tú no puedes saber de antemano cómo sucederá. El mismo problema puede tener resultados muy diferentes dependiendo de la persona. Por ejemplo, dos mujeres que han tenido una discusión con sus maridos. El Ho'oponopono puede producir una reconciliación para la primera y el borrado de la memoria de la disputa con el marido de la segunda. Los cambios producidos por el Ho'oponopono son numerosos y a menudo inesperados.

- **Un cambio de tu punto de vista sobre una situación**. Una mujer estaba desesperada porque tenía un gran problema en su vida. Practicaba Ho'oponopono con la esperanza de que el problema desapareciera. Pero por más que insistiera, el problema seguía ahí. Sin embargo, se dio cuenta de que gracias a él ahora se reía del problema, había funcionado. **Así, el Ho'oponopono a menudo empieza por cambiarte a ti antes que las situaciones o a los demás.**

Así pues, no es necesario practicar Ho'oponopono para obtener o cambiar algo, porque la solución a menudo está muy alejada de lo que esperabas. Como en la historia del ordenador mencionada con anterioridad, si metes en la papelera del ordenador una película anticuada, hay muchas razones para pensar que la próxima será mejor. De la misma manera, cuando borras una memoria negativa, la que tomará su lugar será probablemente mejor y te traerá una situación más agradable. Pero, ¿cuál será esta situación? No es posible saberlo con antelación. Ahí está el milagro del Ho'oponopono.

No hay que querer practicar Ho'oponopono para conseguir algo especial y mucho menos para cambiar a los demás: «Voy a hacerlo para conseguir tal o cual puesto en mi empresa» o «Voy a practicarlo para que mi pareja sea más cariñosa conmigo». No, no funciona de esa manera. En cambio, puedes usarlo para borrar las memorias erróneas que te impiden conseguir el puesto que quieres en la empresa, o las que impiden que tu pareja sea más cariñosa. **El Ho'oponopono cambiará la situación, pero ¿cómo? ¿Qué pasará? No se puede saber de antemano**. Pero lo cierto es que cambiará las cosas favorablemente, pero, no necesariamente en la dirección que al principio esperabas.

Así pues, no puedes saber qué sucederá una vez que el Ho'oponopono haya actuado sobre una situación perjudicial. Sin embargo, en ese momento, tendrás que confiar en el resultado que surja, porque, aunque no siempre es lo que esperabas, con el tiempo verás que lo que está sucediendo con el Ho'oponopono es mucho mejor de lo que esperabas en un inicio. Porque el universo sabe mejor que tú lo que necesitas exactamente. De hecho, tus demandas son, en su mayor parte, fruto de tu ego y, por tanto, no se corresponden a tus aspiraciones profundas o a tu verdadero ser. Están relacionadas con tu imagen social o los placeres efímeros de la vida moderna. En cambio, lo que te traerá el milagro del Ho'oponopono estará directamente relacionado con tu ser profundo y tus verdaderas necesidades, algo mucho más beneficioso. Una vez que hagas el Ho'oponopono no te preocupes del resultado, confía y deja que suceda el milagro.

Practica Ho'oponopono tantas veces como necesites para borrar las memorias erróneas de una situación desagradable y luego deja que el milagro del Ho'oponopono se manifieste en tu vida, con toda confianza.

El perdón

El perdón es un concepto muy poco comprendido en el Ho'oponopono, lo que es lógico porque, como verás, hay poco que perdonar.

El perdón es siempre algo hermoso, ya sea el perdón a los demás o el perdón a uno mismo. La constricción es siempre un momento importante para digerir una situación difícil o incluso conflictiva. Al igual que esta idea, a menudo se ha argumentado que el perdón era esencial en el Ho'oponopono y que comenzaba el proceso de borrado de una memoria errónea. Aunque este enfoque sea hermoso, no creo que sea exacto, especialmente desde el punto de vista del nuevo Ho'oponopono.

¿A quién pedirás perdón?

- **A Dios.** De hecho, en el moderno Ho'oponopono de Morrnah Simeona, muy imbuido de la religión cristiana, es a Dios a quien se debe pedir perdón. Pero, en el caso que nos interesa, Dios tiene muy poco perdón que concederte, porque, ante todo, eres la primera persona en sufrir esta situación desagradable que nunca quisiste vivir. De hecho, nadie ha querido jamás vivir experiencias difíciles. Al contrario, deseas lo opuesto al problema al que te enfrentas en tu vida. Además, no pensaste que podrías ser el origen de la aparición de este problema en tu vida. Son tus pensamientos inconscientes los que lo han atraído, lo cual no es en absoluto lo mismo que si hubieras creado deliberadamente la situación perjudicial. Eres un responsable inconsciente.

Así, Dios no tiene mucho que perdonarte y tú no tienes nada que perdonar a Dios. Él no tiene nada que ver.

- **A los demás.** Pero hemos visto que en el pensamiento del Ho'oponopono los demás nada tienen que ver con los problemas que vives y que tú eres el único en atraerlos. ¡Nada tienes que perdonarles! En cambio, es posible que tengas que pedir perdón por acusarles erróneamente, ya que fuiste tú quien generó la situación. Pero, en general, esta acusación ha sido a menudo silenciosa, no les ha causado casi ningún prejuicio, por lo que no hay necesidad de pedirles perdón. **Nada tienes que perdonar a los demás, pero ellos sí pueden tener que perdonarte por acusarles erróneamente.**

- **A ti mismo.** En efecto, eres la persona responsable de la situación. A primera vista, tiene sentido pensar que podrías pedirte perdón. Pero, de nuevo, no has causado este problema de forma voluntaria. Por eso, ¿tienes que perdonarte a ti mismo? Tal vez tengas que perdonar tu ignorancia, la ignorancia de que tenías esa memoria errónea y la ignorancia de que podría generar una situación desagradable. Parece cogido por los pelos. **¡Poco o nada tienes que perdonarte!** Es el único perdón, el perdón a ti mismo, el que se evoca en el nuevo Ho'oponopono. Te pides perdón por haber atraído la situación... incluso si no sabías que podrías hacerlo. Lo sientes por ti mismo. Sin embargo, das gracias a la vida por permitirte, con esta situación, conocer esta memoria errónea que tenías en ti sin saberlo y que vas a pedir borrar. A pesar de todo, sigues amándote a ti mismo. **Me amo**.

El perdón es un estado de ánimo magnífico, aunque si se estudia el funcionamiento del Ho'oponopono en profundidad, se ve que apenas o nada interviene en el proceso.

Como ya hemos dicho, la dificultad del Ho'oponopono es asumir la total responsabilidad del doloroso acontecimiento que vivimos. Desde el momento en que esto se entiende, se acepta y se integra, no existe nada que perdonar a los demás, a la vida o a Dios. Solo queda el perdón a uno mismo... hasta cierto punto.

El amor

El soplo de Dios que anima el universo solo puede ser de naturaleza amorosa. Es él quien ha dado el impulso necesario para que la energía se transformara en partículas, luego en átomos, en moléculas, en células y en seres vivos cada vez más inteligentes y conscientes. El amor divino orienta la evolución universal, pero también le otorga su coherencia.

El amor es también el más hermoso impulso que los seres humanos pueden generar, lo cura todo, lo borra todo, da alas para avanzar y permite nuevos comienzos. Además, practicar Ho'oponopono en el amor de Dios, de la vida, del universo, de los demás, de uno mismo, etc., sólo puede ser beneficioso y te llevará directamente a altas vibraciones, vibraciones de tolerancia, de compasión y de altruismo.

Además, cualquier acto terapéutico de calidad no puede lograrse sin un mínimo de amor. Es él el que permite que la persona enferma se cure por completo. Es el amor del terapeuta o del médico por su paciente, el amor del paciente por su tratamiento, el amor del paciente por su enfermedad, que intenta de este modo expresarle algo importante en su vida, y finalmente el amor del paciente por sí mismo.

A nivel individual, es obvio que no viniste a la Tierra para comprar el coche más bonito o el televisor más grande. Te has encarnado para aprender, comprender, para hacer, para realizar y para evolucionar de una manera particular que es única para ti. Todo esto se resume bajo el nombre de «misión de vida». Pero no hay ninguna misión que no esté relacionada con el amor.

De hecho, si miras dentro de ti, ¿cuál es la persona que amas menos? Y si respondes a esta pregunta honestamente, verás que se trata de ti o al menos que formas parte de la mayoría de los menos amados por ti, porque crees que eres demasiado así o no lo suficiente asá. Piensas que no has actuado correctamente o que no has reaccionado bien en tal o cual ocasión, que hubieras podido (o debido) haberlo hecho mejor, etc.

El Ho'oponopono te ha mostrado que eres el único responsable de todas las situaciones negativas que vives y que pueden agravar tu malestar y tu resentimiento hacia ti mismo. «¿Cómo pude ser tan estúpido como para crear una situación así?». Por ello, con el nuevo Ho'oponopono es necesario que te envíes amor a ti mismo. Por supuesto, puedes continuar enviando amor a Dios y a los demás si así lo deseas. Siempre estará bien,

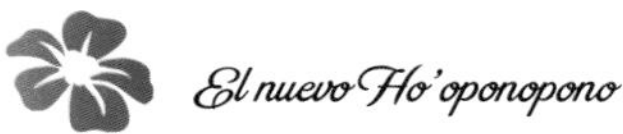

pero no es indispensable para la práctica y el éxito de esta maravillosa técnica. Sin embargo, desarrollar el amor propio sí es esencial.

Ámate a ti mismo si eres responsable de todas las malas situaciones que han sucedido en tu vida. Te hará, como podrás constatar, el mayor de los bienes. Pero también te permitirá reconectarte contigo mismo, con tus aspiraciones profundas y con tu verdadero ser. Y como el amor lo cura todo, es este amor por ti el que te permitirá borrar la memoria errónea y transformar la situación perjudicial. Por eso, en las cuatro palabras mágicas del Ho'oponopono, sería mejor decir «me amo» en lugar de «te amo».

Letras hebreas

Tras una conferencia que pronuncié sobre Ho'oponopono, un hombre me escribió para decirme lo contento que estaba de haber asistido. El tema le había fascinado. Mientras trabajaba sobre las letras hebreas se divirtió convirtiendo la palabra polinesia Ho'oponopono en escritura hebrea. Cada letra de este alfabeto tiene un significado, una vibración y un número. En su correo, me contó su sorpresa cuando se dio cuenta de que podía tomar todos los números correspondientes a las letras, en todos los sentidos y asociaciones posibles, y siempre terminaba con el mismo significado que era «amor».

Como resultado, se preguntó si la vibración de la palabra Ho'oponopono no tenía una sonoridad universal.

La gratitud

De las cuatro palabras mágicas de las que ya hemos tratado con anterioridad en este capítulo, abordaremos el dar las «gracias». Es la gratitud por el resultado obtenido con el Ho'oponopono. Estabas viviendo una situación difícil, practicaste Ho'oponopono y la situación mejoró o has tomado distancia de ella y, por tanto, puedes decir «gracias» a Dios, a la vida, al universo, a un ser superior, o a ti mismo, dependiendo de a quien le hayas pedido la eliminación de tu memoria errónea.

Sin embargo, este agradecimiento no es de la misma naturaleza que el que predican las diversas religiones, en que te presentas como un humilde gusano que agradece al poder divino la gracia recibida.

No es la forma de ver las cosas aquí. De hecho, eres un ser vivo, inteligente y consciente. Aunque no sabes mucho sobre el universo, la vida o Dios, mereces un respeto como individuo, ya que la hormiga merece el respeto del elefante. Pero Dios está listo para darte este respeto porque incluso si Él es tu creador, te ha dado la conciencia y la libertad que te permiten dialogar con Él y no solo obedecer sus órdenes sin discutir.

Por tanto, la gratitud por haber borrado la memoria errónea es algo bueno. Pero es un agradecimiento del tipo «te agradezco por borrar el programa perjudicial que tenía en mí. Has sido maravilloso. Siéntete libre de repetir lo mismo cuando en el futuro te lo pida en otras situaciones».

Con este reconocimiento, Dios, el universo, la vida, tu ser interior, tu guía, tu inconsciente o quienquiera que hayas interpelado, primero sabrá que estás satisfecho de su intervención y apreciará que su actuación haya sido reconocida, y en segundo lugar (¿especialmente?), sabrá qué hacer si una situación similar se repite en el futuro, por eso la gratitud es importante.

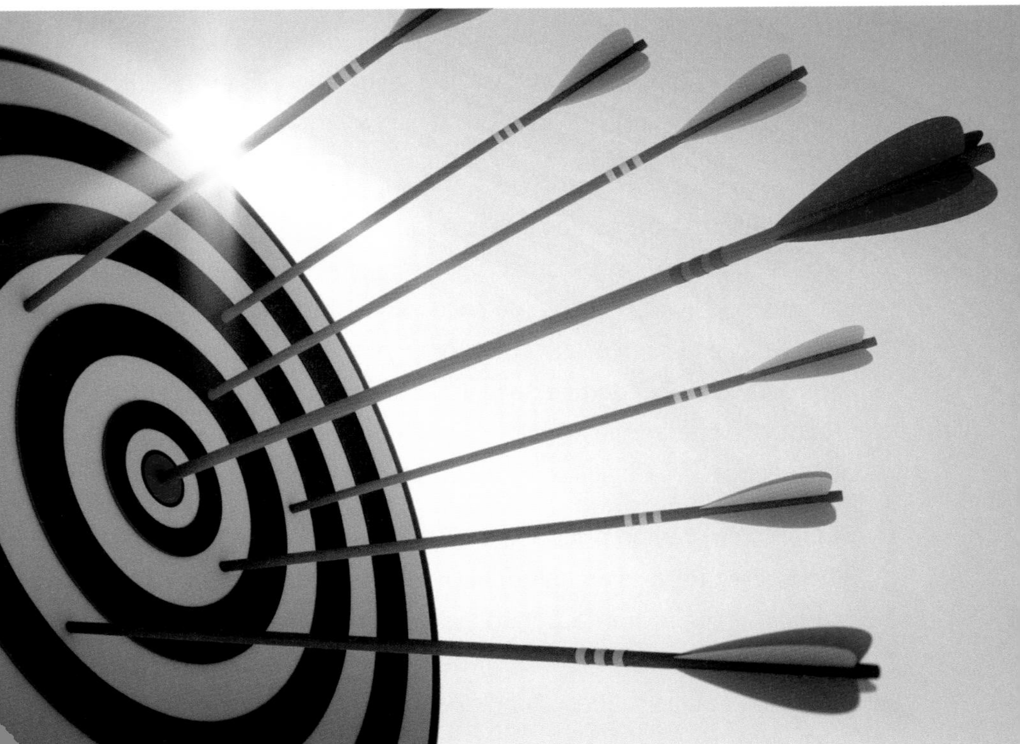

Objetivo del Ho'oponopono

Muchas personas practican Ho'oponopono para realizar o para obtener una acción específica, al igual que la mujer que lo hacía para que su marido se curara de cáncer. Pero así no es como funciona.

El malentendido probablemente proviene de una interpretación errónea de la experiencia del Dr. Len en la que sus pacientes se habían curado tras practicar sobre ellos el Ho'oponopono. Pero leamos bien lo que explicó el Dr. Len sobre su experiencia: «He curado la parte de mí que los ha creado, porque todo en mi vida es mi creación.» Practicó Ho'oponopono para borrar los recuerdos erróneos que habían llevado a estos pacientes a su vida y no, en absoluto, para curarlos.

Además, no podía saber de antemano lo que pasaría en su vida. De hecho, podía ser cualquier cosa que sacara a esas personas desequilibradas de la vida del Dr. Len mientras borraba sus memorias. La historia no explica si se curaron todos sus pacientes.

Así pues, aplicando Ho'oponopono a una situación difícil, estás seguro de que algo cambiará, pero es imposible saber de antemano qué será. Un recuerdo erróneo atrae una situación negativa y si se elimina la memoria, la situación negativa ya no será atraída a tu vida y desaparecerá en la realidad o a tus ojos. Otra situación podrá manifestarse en su lugar, pero no sabemos cuál.

La curación de los pacientes fue, por lo tanto, un beneficio colateral al borrado de los recuerdos erróneos del Dr. Len. Sin duda eso era lo que esperaba en lo más profundo de su alma, pero no podía haberlo afirmado de antemano.

Así pues, no practiques Ho'oponopono para obtener esto o aquello. De la misma manera, que no hay que querer hacerlo para los demás porque no funciona bien... o muy mal. Debes practicarlo para ti, para borrar las memorias erróneas que han atraído una situación perjudicial a tu vida.

Sin embargo, no es fácil dejar de lado tus expectativas, tus deseos, incluso los resultados visibles, palpables y, si es posible, inmediatos. Tu mente te pedirá la garantía de que, si limpias tu interior, verás manifestaciones en tu mundo exterior. Además, lo que pides va a menudo dirigido a tu ego. Pero tu divinidad interior, tu conciencia, tu inconsciente, tu ser superior sabe mejor que tu ego lo que es bueno y malo para ti. Por eso nunca sabes de antemano lo que sucederá después de la eliminación del programa perjudicial. Lo único que sabes es que sucederá lo mejor para ti y no necesariamente lo que deseabas conscientemente.

Olvidarse del resultado esperado conlleva pasar el control de tu vida, de tu ego, que no sabe nada sobre tus necesidades, a tu ser interior, que conoce el motivo de tu venida a la Tierra. Pero instintivamente, cuando dejas el control, temes que todo en tu vida se deteriore, mientras que, por el contrario, todo encontrará su verdadero lugar.

El único propósito del Ho'oponopono es borrar la memoria errónea responsable de una situación desagradable. Nada más. Nadie sabe lo que sucede después del borrado. Solo una cosa es cierta: se producirá un cambio favorable en la situación perjudicial y en tu vida, un cambio en la situación o un cambio de punto de vista sobre la situación. No la controlarás, sencillamente buscarás evolucionar hacia algo positivo para ti.

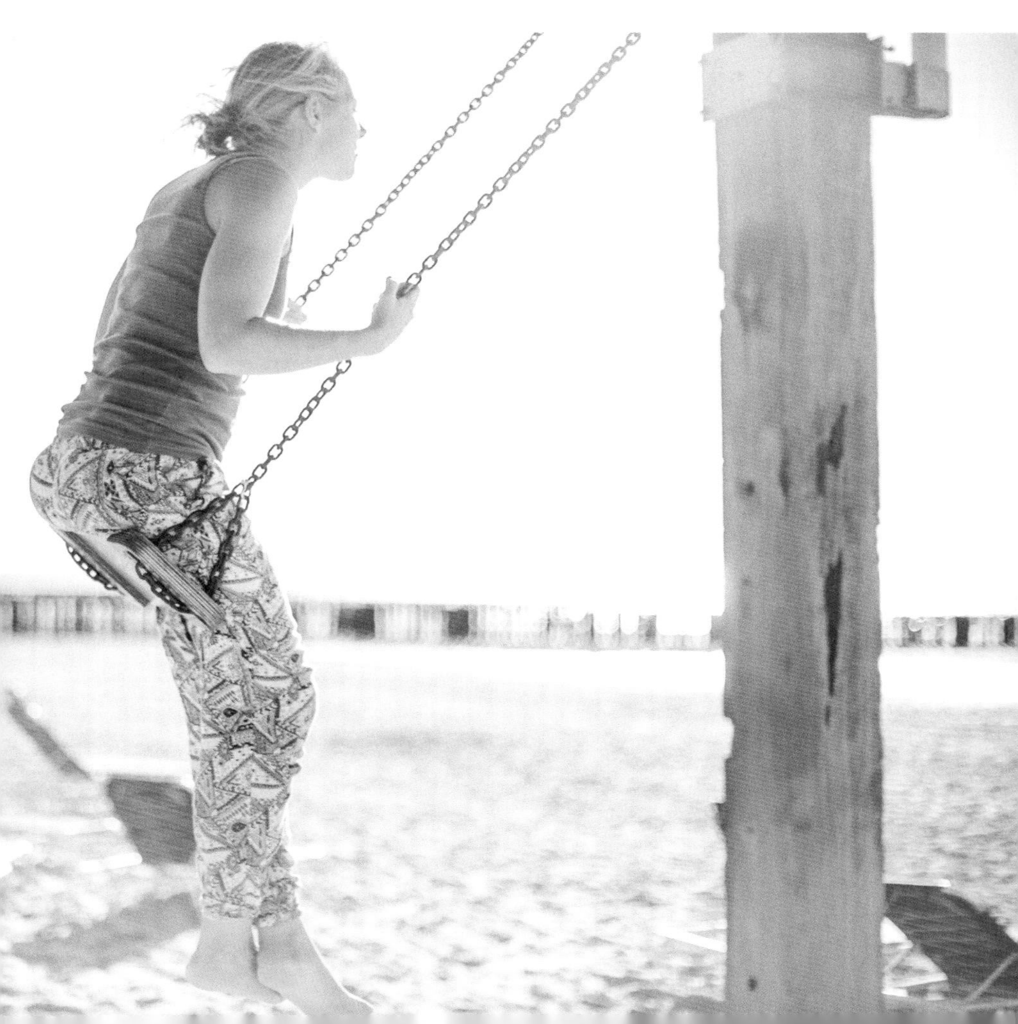

Mi práctica del Ho'oponopono

Con los años, y como resultado de mis descubrimientos y experiencias personales, mi práctica del Ho'oponopono ha evolucionado, por lo que he vuelto a analizar varios puntos:

Atraer al cien por cien

Al principio, comencé siguiendo los preceptos que había leído en artículos estadounidenses, pero cuando se me planteó una situación personal desagradable, me dije: «Tú la has creado. Tu interior se proyecta en tu exterior», etc. Pero esto me sonaba erróneo, porque si yo había creado mi entorno/mi exterior, significaba que también creaba a las otras personas, lo que me parecía totalmente irracional. Si yo las había creado, no eran ellas las responsables de nada y no había nada que perdonarles. Sin embargo, pensé que era imposible que fuera yo el creador del mundo de mi entorno. Por el contrario, como afirma la física cuántica, me pareció más lógico decir que mis pensamientos atraían hacia mí a este o aquel potencial, a tal o cual realidad. Tenía sentido. Ya no era un creador, sino que atraía mi realidad, lo que es diferente. En un segundo paso, cuando se producía una situación personal desagradable, me decía: «Uno de mis pensamientos ha provocado esta situación. Soy cien por cien responsable». Es cierto que, al principio este cien por cien me creó algún problema, pero tuve que enfrentarme a la evidencia: todo lo que sucedía en mi entorno era fruto de mi mente.

Sin embargo, hay que matizar esta afirmación, puesto que uno vive en un espacio-tiempo particular que contiene su universo. Éste se rige por determinadas leyes, que constituyen el marco de nuestra existencia y que están más allá de nuestro control. Uno no es pues responsable ni del marco (de la matriz dirían algunos) ni de sus leyes. En este contexto, los mundos de todos los seres conscientes evolucionan, cada uno creando el suyo con sus propios pensamientos conscientes y, especialmente, inconscientes. Además, dejando de lado las leyes de este espacio-tiempo, uno es responsable de atraer todo cuanto sucede a su alrededor.

Responsable pero no culpable

Por supuesto, tuve que deshacerme del tándem «si soy responsable, soy culpable» de la miseria, del hambre en el mundo, de la enfermedad de mi madre, de la pierna rota de mi hijo, de que mi vecino esté en paro, etc. Pronto aparece el sentido de culpa, como muy bien nos enseñan las religiones. Pero una vez más, admití que este proceso era inconsciente y, por consiguiente, involuntario. Así pues, no era culpable. ¡Uf! Además, todas estas experiencias me permitían evolucionar, ya que debemos experimentar todas las situaciones posibles e imaginables en el transcurso de nuestras sucesivas encarnaciones para comprender el significado de la vida y del amor. Pero en cuanto admití de una vez por todas la idea de que yo era el que atraía el cien por cien de todos los hechos de mi vida, comprendí que había dado un gran paso en la práctica del Ho'oponopono

La renuncia

Luego viene la liberación, porque, como yo era el responsable de la situación, ya no era la víctima. Los demás, incluido Dios, nada tenían que ver. ¡No sabía de qué tenía que perdonarles, como piden muchos libros! Pero, puesto que yo era el que atraía la situación, podía, si quería, rechazarla para traer otra relativa a otro pensamiento que esperaba fuera más positivo. Para ello, bastaba con borrar la memoria errónea responsable de la situación desagradable. Pero aquí surgieron algunos escollos, ante todo porque no sabía cuál era la memoria responsable, ni tampoco si había una o más memorias involucradas. Finalmente, tampoco sabía cómo borrarlas. Mis estudios de medicina me habían enseñado psicoterapia y psicoanálisis, pero tardé meses en llegar a un resultado.

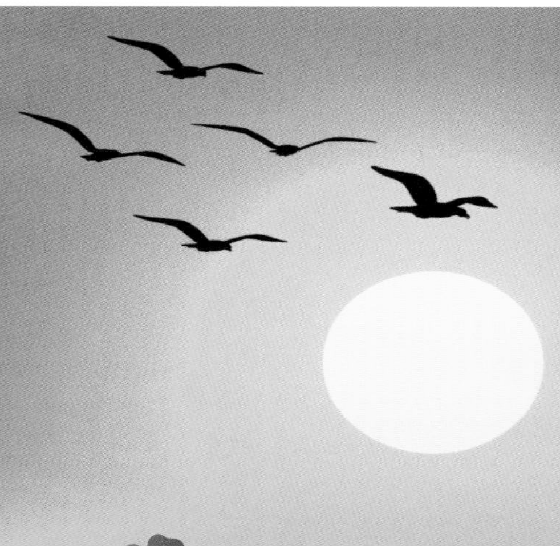

Comprendí que, si quería ir más rápido, tenía que renunciar al control, que ya no tenía que decir «borro la memoria errónea», sino «pido que se borre la memoria errónea», lo que es totalmente diferente.

Llegado a este punto de mis reflexiones, tuve que renunciar al control para confiar en conciencias superiores como Dios, mis guías, mi ser interior, mi inconsciente, etc., que conocían mejor que yo el proceso que seguía mi mente. No resulta fácil admitir que otros saben mejor que uno mismo lo que está sucediendo en su propia cabeza, así que comencé con Dios, con mis guías, con los seres de luz. Pero como no me gusta molestar, y como soy el único en atraer la situación, comencé a practicar Ho'oponopono con mi ser interior (mi divinidad interior, como dicen los hawaianos) para eliminar mis memorias erróneas responsables.

Ho'oponopono sobre uno mismo

Seguidamente, empecé a practicar Ho'oponopono por y para mí mismo con las **cuatro palabras mágicas**, que funcionaban muy bien:

- **Lo siento: por haber** atraído este doloroso acontecimiento a mi vida, aunque lo hice de una manera totalmente inconsciente e involuntaria.
- **Perdón**: **me pido perdón.** Me pido perdón a mí mismo por haberme hecho sufrir con este pensamiento erróneo.
- **Gracias**: **agradezco al universo** por traerme esta situación perniciosa que me ha permitido darme cuenta de la presencia de una memoria errónea que tenía en mí, porque no sabía que estaba en mí.
- **Te amo**: debería decir mejor «**me amo**», porque, aunque fui yo el perjudicado por traer este elemento dañino a mi existencia, me amo y le pido a mi ser interior (o si prefieres a Dios o al universo) que borre esta(s) memoria(s) errónea(s).

En cuanto a los hechos importantes de mi vida, solía tener que repetir este proceso varias veces para borrar todos los programas responsables. De todos modos, esta práctica del Ho'oponopono me parecía más cercana a la realidad que la que había estudiado al principio, y también más sencilla y clara. Además, como se trataba de practicarlo por y para mí mismo, se convirtió en una herramienta de evolución personal que no requería ninguna ayuda externa para su realización, a menos que yo lo deseara.

El milagro

Una vez terminado el Ho'oponopono, noté rápidamente los cambios, aunque a menudo no eran los esperados, en especial cuando lo practicaba para otros o para cambiar a otros. Pero con el tiempo descubrí que los resultados obtenidos, vistos en perspectiva, eran mejores de lo que había previsto. Y me pregunté si la vida sabía mejor que yo lo que realmente necesitaba. Luego, comprendí que no era la vida quien lo sabía, sino mi ser interior. Éste sabía qué era bueno para mí, para mi evolución y para el cumplimiento de la misión vital. Por ello, una vez más, tuve que renunciar a mis expectativas para dejar que las cosas fluyeran mientras creía firmemente que, una vez borrada la memoria errónea, me pasaría algo mejor: cambio de la situación, aceptación por mi parte, etc. Entonces ocurrió el milagro del Ho'oponopono, porque si se borra una memoria errónea, cabe esperar que la próxima en manifestarse será mejor.

Ho'oponopono, la palabra mágica

Así pues, modifiqué el Ho'oponopono moderno y desarrollé este nuevo Ho'oponopono, que me pareció más cercano al espíritu hawaiano, pero también más lógico y menos esotérico. Los resultados estaban ahí para confirmar su validez. También noté que después de haberme impregnado de las cuatro palabras mágicas y su significado, me bastaba con decir «practico Ho'oponopono sobre este o aquel hecho» para ver el resultado.

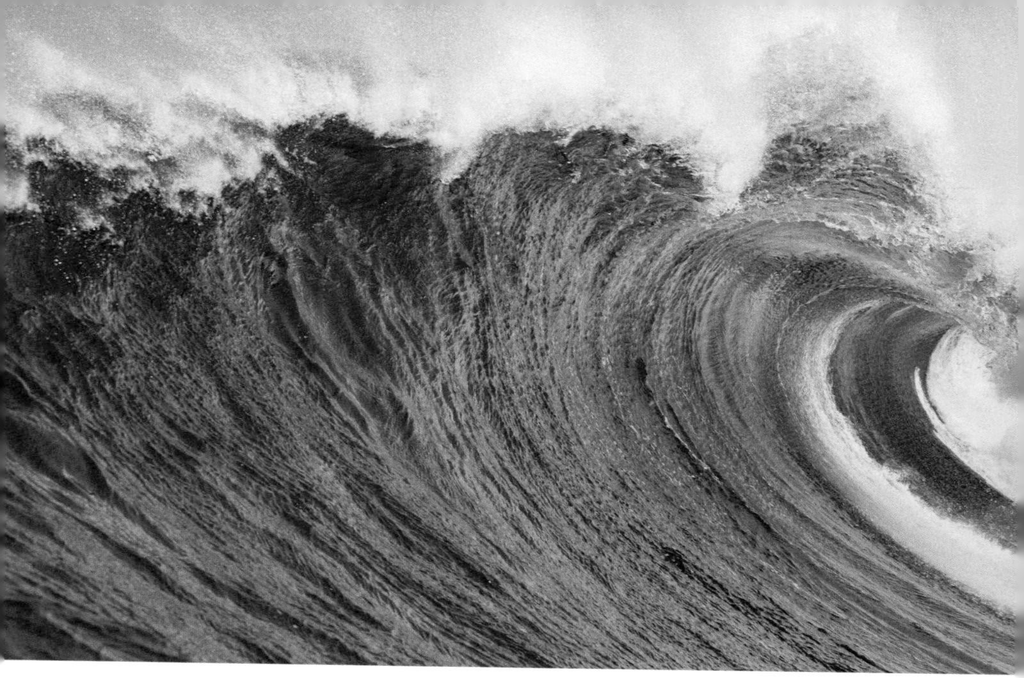

El borrado

Entonces, recordé la razón principal de la práctica del Ho'oponopono: su objetivo final era borrar la memoria errónea responsable de una situación perjudicial. Así, en vez de las cuatro palabras llamadas «mágicas», me bastó con decir «pido que todas las memorias erróneas responsables de tal situación sean borradas» para alcanzar un resultado. Esta petición estaba dirigida a mi ser interior, pero a veces la enviaba a Dios o a un guía de luz, según la inspiración del momento. Esta técnica es mucho más sencilla y rápida, y va directa al objetivo. Así pues, frente a una situación desagradable:

- **Me recuerdo que soy yo y solo yo** el que atrajo a mi vida al menos una de mis memorias.
- Entonces digo: «**Pido que se borren todas las memorias erróneas responsables de esta situación**».

- Según sea la inspiración, puedo agregar (no obligatorio):
- **«Lo siento»:** siento haberme hecho esto.
- **«Perdón»:** me pido perdón.
- **«Gracias»:** gracias a la vida por permitirme tomar conciencia de la existencia de este programa erróneo que tenía en mí sin saberlo y que trajo esta situación desagradable a mi vida.
- **«Me amo»:** aunque soy responsable de todo esto, sigo amándome.
- Finalmente, espero que suceda el milagro.

Por supuesto, puede ser necesario repetir este proceso varias veces (cuando haya que borrar varios programas) antes de que se produzca el milagro.

Así fue cómo empezó
el nuevo Ho'oponopono.

EJERCICIO PRÁCTICO

Ejercicio del vaso de agua

Puedes usar un vaso de agua para borrar las memorias erróneas. Simplemente, escribe en un pedazo de papel la frase: **«Pido que esta agua se haga cargo de todas las memorias erróneas responsables de 'tal situación' de mi vida»** sobre la que colocarás un vaso de agua, que se encargará de las memorias erróneas.

Una vez al día, arrojarás el agua fuera o en el aseo. Repetirás la operación todos los días hasta que mejore tu problema.

Siguiendo el mismo principio, puedes pedir al agua de la ducha, de la lluvia o del mar cuando te bañes que se ocupe de las memorias erróneas responsables de esta o aquella situación desagradable de tu vida.

Progresos del nuevo Ho'oponopono

Acabamos de mencionar los primeros pasos del nuevo Ho'oponopono. Ahora vamos a ver que podemos ir más allá.

Remontarse a la fuente del problema

Un conflicto, un hecho perturbador o una situación desagradable no se producen como un trueno en un cielo azul. Generalmente ha habido antecedentes, es decir, otras situaciones del mismo tipo que has pasado por alto y dejado de lado sin darles solución. Así, la memoria errónea, que está siempre presente en tu mente, atraerá constantemente hacia ti nuevas situaciones del mismo tipo, por lo general de una manera cada vez más violenta. Es el ciclo de los conflictos, que se reproducen regularmente en tu vida, cada año, cada dos años, cada cinco años, cada diez años, según los casos. Hay que considerar este ciclo como una espiral ascendente en la que el mismo conflicto se vuelve cada vez más violento a medida que se repite. La memoria errónea se amplifica con el tiempo, o puede modificarse y aliarse con otras del mismo tipo.

Sin embargo, al practicar Ho'oponopono sobre un hecho concreto, el borrado incide principalmente sobre la última memoria, que es la causa, pero no sobre la que está en el origen primero de la memoria, que puede remontarse muy atrás en esta vida: infancia, niñez, nacimiento, vida intrauterina, incluso tal vez más atrás:

- En las vidas pasadas, como por ejemplo una persona que tiene miedo al agua en esta vida porque murió ahogada en una vida anterior.
- En las líneas parentales (paterna y materna). En este caso se trata de un falso problema, porque el ser que se encarna elige a la familia que presenta precisamente las mismas memorias erróneas que él. Y en su vida actual, cuando resuelve un conflicto, cuando borra una memoria errónea, alivia, al mismo tiempo, su karma personal y también el de su línea parental, tanto para sus ascendientes como para sus descendientes.

Las memorias erróneas kármicas, tanto las familiares como las de los conflictos actuales, tienen el mismo origen.

Con el tiempo, una memoria errónea traerá otras a la vida presente. Con la práctica del Ho'oponopono, se borrará la memoria errónea relativa a la situación desagradable. Pero solo se trata de la más reciente y de ningún modo de la originaria, es decir, de la causante del conflicto o de la primera situación nociva.

En otras palabras, si borras las memorias erróneas responsables de una situación, cambiarás tu vida en sentido favorable. Pero solo habrás eliminado la parte visible del iceberg y mantenido la invisible: la memoria errónea original. Si este es el caso, estos viejos recuerdos pueden volver a desarrollarse y producir nuevas situaciones desagradables, aunque tal vez diferentes. Cuando practicas Ho'oponopono varias veces, eliminas las memorias responsables de una situación determinada, y te

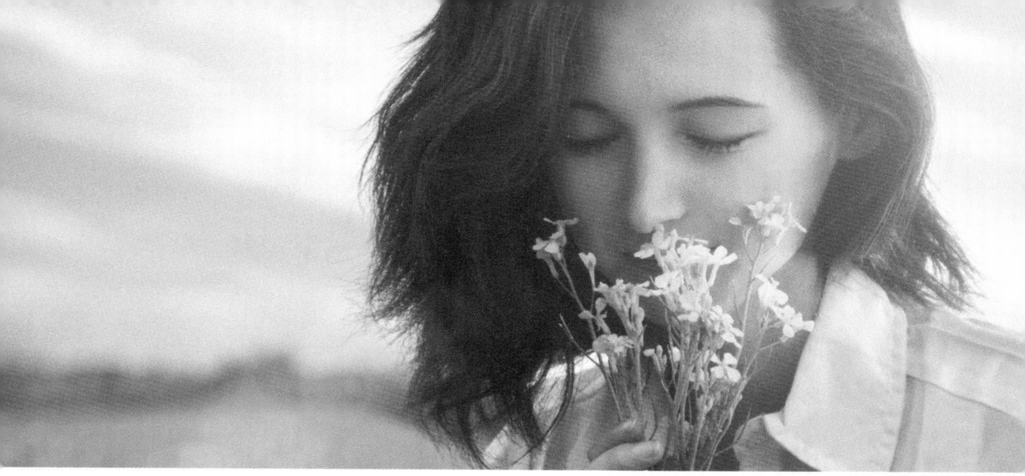

detienes cuando la situación ha cambiado de forma positiva. Pero has borrado las memorias «horizontalmente» (las que han generado el problema), no «verticalmente» hacia el origen primero, allí donde se encuentra el primer programa pernicioso (que puede provenir de una vida pasada o de la infancia en esta vida) responsable de todo lo demás.

Así pues, no debemos contentarnos con borrar las últimas memorias erróneas, sino todo el programa y especialmente el origen primero, ya que una vez eliminado este último, todo el programa desaparece *ipso facto* por completo.

Es pues imprescindible pedir el borrado de esta primera memoria errónea para lograr un resultado completo y definitivo, ya que los demás son solo las consecuencias.

En resumen, habría que decir «pido el borrado»:

- de las memorias erróneas que están en el origen de la situación actual;
- de todos los programas erróneos que me llevaron a la situación actual;

- de la primera memoria errónea causante de esta situación, cualquiera que sea su origen: en esta vida, en mis vidas pasadas o en mi genealogía

La transmutación

En el pasado, cuando realizaba un tratamiento de energía, eliminaba por sistema todas las energías negativas, las energías muertas, las energías dañinas presentes en la persona. Luego, me vino una intuición (o, mejor dicho, me fue enviada) según la cual era posible transmutar estas energías perversas en energías positivas. Supuso una revolución de mis tratamientos, porque ya no las eliminaba, sino que pedía su trasmutación. Decía «**pido la trasmutación»** en lugar de «**transmuto**», porque yo, como individuo, soy incapaz de tal hazaña. Pero sí pueden hacerlo mis guías, el universo, la vida y mi ser interior. Además, si digo «**transmuto**», es mi ego el que se hace cargo de mi petición y voy al fracaso. Así pues, «**pido la transmutación**».

La eliminación, extracción o extirpación de las energías negativas es un acto quirúrgico, por no decir bélico. Por el contrario, su transmutación en buenas energías es un acto de amor en el que acogemos con benevolencia la memoria errónea, como un hijo pródigo que regresa a casa después de una fuga. Le enviamos mucho amor para convertirla en energía positiva. Y este es el punto importante: la transmutación transforma lo negativo en positivo y la memoria destructiva y disruptiva se vuelve constructiva y armonizadora. Seguidamente, comienza a reparar lo que había alterado cuando estaba en su forma negativa y, a diferencia de la simple eliminación, que se contenta con borrar el mal recuerdo, encarga al organismo o a la mente reparar lo que había deteriorado. Así pues, la transmutación tiene mucha más fuerza que la mera eliminación. Todo esto ya lo había constatado en mis tratamientos energéticos, pero entonces me di cuenta de que este proceso también era válido para las memorias erróneas. La última frase de la oración de Morrnah Simeona me había dado la pista:

«Divino Creador, padre, madre e hijo, todos en uno...

si yo, mi familia, mis parientes y mis ancestros
os hemos ofendido a vosotros, a vuestra familia,
a vuestros parientes y ancestros de palabra o acción,

desde los principios de los tiempos
hasta nuestros días.

Os pedimos perdón... Limpiemos, purifiquemos,
liberamos, eliminemos todas estas memorias
negativas, esos bloqueos, esas energías
y vibraciones negativos

y transmutemos estas energías negativas
no deseadas en pura luz...

Así sea.»

La petición

Todas las religiones afirman: «Pide y obtendrás». A lo largo de nuestra etapa educativa, nuestros maestros, e incluso nuestros padres, nos solían repetir «no está bien pedir». Sin embargo, pedir no significa exigir, sino, simplemente, expresar una opinión personal. En cualquier caso, la mayoría de nosotros hemos perdido el hábito de pedir, de pedir a los padres, a la pareja, al jefe, al gobierno, al universo, a la vida, a Dios. Preferimos esperar a que las cosas vengan de los demás. Pero a menudo tenemos que esperar demasiado tiempo porque los otros no saben qué deseamos sencillamente porque no lo hemos pedido.

Así pues, la petición es un eslabón muy importante de la ley de la atracción, porque esta solicitud pone tu mente en la vibración del objeto que deseas, entras en consonancia con él, lo cual tiene el efecto de atraerlo hacia ti. Pero es esencial que pidas lo que deseas y no lo que no quieres; de lo contrario, te conectas a lo que no quieres y lo atraes hacia ti en lugar de alejarlo.

No olvides pues pedir, pedir a Dios, al universo, a tu ser interior... como prefieras, pero ¡pide! Así es como atraerás lo que quieres. Por supuesto, existen barreras que pueden bloquear el buen funcionamiento de esta atracción, pero, como veremos más adelante, el Ho'oponopono podrá eliminarlas en gran medida.

Así pues, pide, pide, pide... ¡y obtendrás!

Morrnah Simeona, por tanto, había presentido la importancia de remontarse al origen primero, pero también el poder de la transmutación de las memorias erróneas sin usarla realmente en el Ho'oponopono.

Sin embargo, la transmutación va más lejos que la transformación de las «energías negativas no deseadas en pura luz», porque invierte el programa. Las memorias erróneas se convierten en «beneficiosas para mí y para mi evolución en esta Tierra». Y puedes agregar, si quieres, «y para la evolución del mundo que me rodea».

Transmutación divina

Como hemos dicho más arriba, no somos nosotros los que transmutamos, sino el universo, las guías, nuestro inconsciente. Por eso debemos pedir la transmutación.

Pero si así lo deseas, puedes apelar a la luz divina, que es la más poderosa de todas las fuerzas del universo. Por su propia naturaleza, transmuta inmediatamente todo lo malo en bueno. De hecho, si las energías negativas se encuentran situadas en la luz divina, inmediatamente se transmutan en energías positivas.

Esta luz es energía de amor en estado puro.

El mal es la ausencia de amor (ver página 167). Y cuando una persona o una cosa está fuera de la luz divina, se vuelve negativa, incluso dañina. Pero tan pronto como regresa, actúa de inmediato la transmutación gracias a las maravillosas energías positivas que transporta la luz divina.

Así pues, invocar las energías divinas para esta transmutación es como acelerar el proceso. Puedes hacer el experimento, pero no es obligatorio en el caso de las personas materialistas o ateas que no quieren oír hablar de Dios.

No dudes en apelar a esta energía divina, agregar tu amor, todo tu amor... tu amor hacia Dios, tu amor por esta memoria negativa, tu amor a ti mismo.

Porque es el amor, y solo él, el que permitirá la transmutación.

El nuevo Ho'oponopono

Con el nuevo Ho'oponopono, para transmutar lo negativo en positivo, puedes decir «pido la transmutación divina de todas las memorias negativas que están en mí y que se encuentran en el origen de la situación nociva (especificarla) para que se conviertan en recuerdos maravillosos, positivos y beneficiosos para mí y mi evolución en esta Tierra. Gracias. Te amo (o me amo)».

O sencillamente: «Pido la transmutación divina de las memorias negativas que se encuentran en el origen de esta situación en recuerdos positivos».

¿Qué es la noche?

Imaginemos dos habitaciones una al lado de la otra. Una está llena de luz, mientras que la otra está sumida en la oscuridad. Imaginemos que hay una puerta entre ambas habitaciones y que la abrimos. ¿Qué sucede?

Veremos que la luz entra a la estancia a oscuras, mientras que la oscuridad no invade la luminosa.

Este ejemplo muestra que la sombra, el negro o la noche solo se pueden definir como ausencia de luz, al igual que el frío solo puede definirse por la ausencia de calor y la sequedad por la falta de humedad...

Así, el mal solo es la ausencia de amor.

Si deseas transmutar el mal en bien, ¡basta con que le envíes todo tu amor!

Esto significa:

Pido a mis guías, al universo, a mi yo profundo, a mi divinidad interior, a mi subconsciente:

- **La transmutación divina, la transformación de lo negativo en positivo a través de la luz divina o del amor divino**

de todas las memorias negativas o erróneas (creencias, valores, deseos secretos, programas, etc.) que tengo en el inconsciente. Que sean las causantes, desde el origen primero que se puede situar en mi vida actual, en mis vidas anteriores (¿o posteriores?) o en las vidas de mis antepasados... de la situación nociva, es decir de la circunstancia desagradable que estoy experimentando actualmente (no dudes en mencionarla).

- **En maravillosas energías positivas y beneficiosas para mí, mi salud, mi equilibrio, mi felicidad y mi evolución, así como para los demás y el mundo que me rodea.**

Gracias a Dios, al universo, a mí mismo... Te lo agradezco de antemano.

Te amo y también me amo. Amo a Dios, amo mis memorias erróneas, el mundo, amo la vida. Y me amo aunque sea el responsable de esta situación desagradable.

Puedes decir indistintamente «te amo» o «me amo». No importa porque significa lo mismo, porque todo está relacionado. No estamos separados del universo que nos rodea. Por tanto, elije la fórmula que más te convenga y que te haga sentir bien.

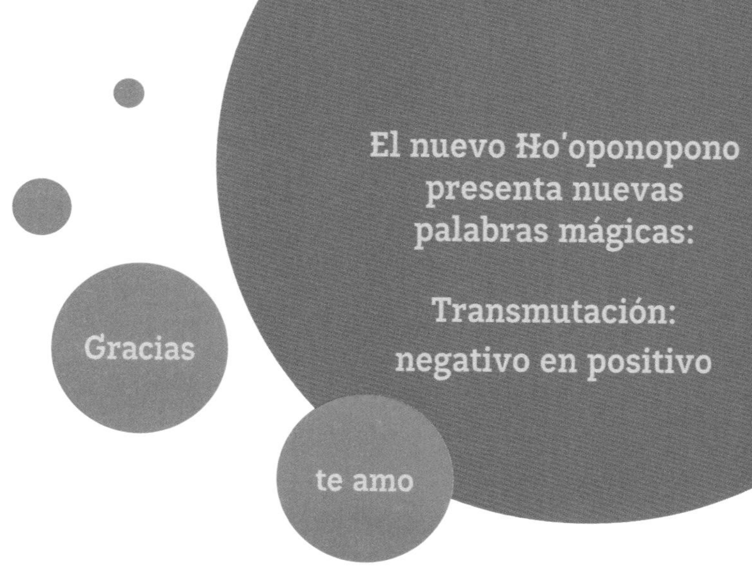

Como practicar el nuevo Ho'oponopono

Cuando te sucede algo desagradable:

- Recuerda que tú y solo tú has atraído este hecho a tu vida. Del mismo modo que lo atrajiste, puedes repelerlo. Di: «Pido la transmutación divina de todas las memorias negativas que hay en mí y que están en el origen de la situación nociva (especificarla) para que se conviertan en maravillosos recuerdos positivos y beneficiosos para mí y para mi evolución en esta Tierra. Gracias. Te amo (o me amo)». O simplemente: «Pido la transmutación divina de las memorias erróneas causantes de la situación nociva (mencionarla) en recuerdos positivos», impregnándote bien del significado de esta frase, sobre todo de la noción de transmutación (divina, si quieres) en el origen del recuerdo negativo.

- Puedes agregar «**gracias**, **te amo**» o «**gracias, me amo**» o, si lo deseas, puedes decir (no es obligatorio) «**lo siento, perdón, gracias, me amo**».
- **Lo siento:** lamentas haberte infligido esto.
- **Perdón:** te estás pidiendo perdón.
- **Gracias:** gracias a la vida por haberme permitido tomar conciencia de la existencia de este programa erróneo que tenía en mí sin saberlo y que conllevó esta situación desagradable de mi vida.
- **Me amo:** aunque sea responsable de todo esto, **sigo amándome a mí mismo.**

Finalmente, espera a que se produzca el milagro del Ho'oponopono.

Algunos ejemplos:

En espera de un ascenso

Has estado esperando durante meses un ascenso que no llega. Estás a la espera de la decisión de la empresa, que se pospone mes tras mes. Temes que otra persona ocupe la plaza a la que aspiras.

Puedes practicar el nuevo Ho'oponopono recordando que tú, o mejor dicho, una o más memorias de tu mente han atraído esta situación desagradable. Así que tú eres la única persona responsable de la situación.

Los demás, incluido tu jefe, nada tienen que ver en eso. Una vez hayas tomado conciencia de este hecho, puedes decir: «Pido la transmutación divina de las memorias erróneas causantes del bloqueo de mi ascenso en maravillosas energías positivas». Y puedes agregar si quieres: «Gracias, me amo».

Es esencial que esta solicitud se formule en plena conciencia.

Luego **repetirás tantas veces como quieras**: «Pido la transmutación divina de mis memorias negativas en memorias positivas».

Si lo deseas, **puedes simplificar la frase repitiendo**: «Memorias negativas en memorias positivas».

Y si es necesario: «Negativas en positivas».

Se puede cambiar la palabra «memoria» por «programa», «pensamiento», «creencia» o también «energía». Lo mejor sería que encontraras la palabra que más te convenga, lo que te permitirá sentirte más cómodo con la técnica.

A medida que repitas estas letanías, sentirás muy dentro de ti cómo se relaja la tensión, cómo se impone la calma, una sensación de bienestar, de paz... lo que te llevará a dejarte ir. Y cuando llegues a este punto, puedes dejar de repetir tu petición.

Si durante la ejecución del nuevo Ho'oponopono tus pensamientos se desvían hacia otros temas, deberás volver a empezar desde el principio repitiendo la frase**: «Pido la transmutación divina de todas las memorias negativas causantes**

del bloqueo de mi ascenso en maravillosas energías positivas. Gracias, me amo».

Después, repetirás esta operación durante varios días consecutivos, durante el tiempo necesario hasta que logres un resultado: cambio de la situación o aceptación por tu parte. Se pueden tardar varios días o incluso semanas según la importancia del problema. Pero el hecho de que la transmutación vaya al origen de las memorias erróneas te garantiza que, en última instancia, se realizará todo el proceso.

Discusión de pareja

Acabas de tener una discusión acalorada con tu pareja. Tomas un poco de distancia y recuerdas que eres tú y solo tú el responsable de esta disputa. No siempre es fácil de aceptar, ya que, en caso de discordia, siempre es el otro el principal responsable, ¡no tú!

Una vez que hayas asimilado por completo tu responsabilidad en la situación, dirás: «Pido la divina transmutación de las memorias negativas que están en el origen de esta disputa con mi pareja en maravillosas energías positivas. Gracias, me amo».

Luego, varias veces: «Pido la transmutación divina de las memorias negativas en memorias positivas».

Después, varias veces si es necesario: «Memorias negativas en memorias positivas». Y, si aún es necesario, varias veces: «Negativas en positivas». Para un pequeño altercado, una vez puede ser suficiente, pero si no es así, repetirás estas frases varias veces hasta que sientas un alivio interior, como una liberación que te indicará que la transmutación ha terminado y que ha remontado hasta el origen primero de la situación.

Problema financiero

Empiezas por darte cuenta de que tú y solo tú eres el causante de este problema; los demás, incluidos tus acreedores y banqueros, nada tienen que ver. No eres la víctima, porque eres tú quien ha atraído este problema a tu vida. Así, si lo has atraído, también puedes rechazarlo pidiendo que sea transmutado: «Pido la transmutación divina de las memorias negativas que están causando este problema financiero en maravillosas energías positivas. Gracias, me amo». Luego, varias veces: «Pido la transmutación divina de mis memorias negativas en memorias positivas». Y varias veces si es necesario: «Memorias negativas en memorias positivas». Y si aún es necesario, varias veces: «Negativas en positivas».

Repetirás todo esto hasta que sientas un alivio interior. Si el problema es importante, tendrás que volver a empezar varios días seguidos para transmutar todas tus memorias erróneas hasta el origen primero de la situación.

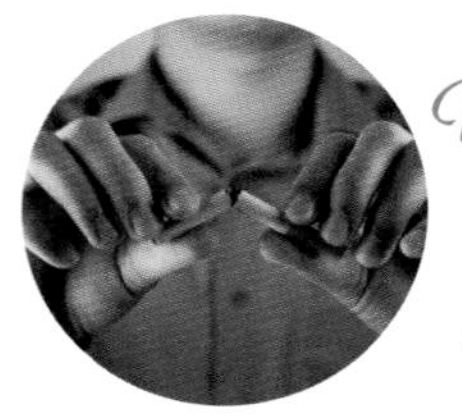

Problema de adicción al tabaco

Recuerda que eres el único responsable de esta situación.

Di: «Pido la transmutación divina de las memorias negativas que hay en mí y que están en el origen de mi adicción al tabaco en maravillosas energías positivas para mí y para mi salud. Gracias, te amo». Luego, varias veces: «Pido la transmutación divina de mis memorias negativas en memorias positivas». Después, varias veces si es necesario: «Memorias negativas en memorias positivas». Y si aún es necesario: «Negativas en positivas». ***Este proceso tendrá que repetirse todos los días durante varias semanas, ya que los fenómenos de dependencia suelen estar profundamente arraigados.***

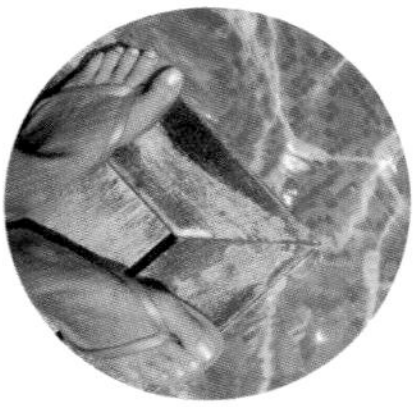

Miedo al agua

Los miedos provienen de experiencias dolorosas en esta vida o en una vida anterior. También pueden consistir en concentrar la ansiedad en un tema concreto (como el agua) que nada tiene que ver con el problema de partida, pero que servirá de válvula de escape. Esta es la razón por la cual es tan importante la transmutación hasta el origen primero. De lo contrario, el riesgo es tratar un miedo y ver aparecer otro en los siguientes meses... ¡otra válvula de escape!

De todos modos, recuerda que eres el único responsable de esta situación y di: «Pido la transmutación divina de las memorias negativas responsables de mi miedo al agua, hasta su origen primero, en maravillosas energías positivas para mí y mi evolución. Gracias, me amo». Luego, varias veces: «Pido la transmutación divina de mis memorias negativas en memorias positivas». Después, varias veces si es necesario: «Memorias negativas en memorias positivas». Y si aún es necesario: «Negativas en positivas». *Tendrás que repetir este proceso todos los días durante varias semanas, ya que estos miedos a menudo se remontan a un pasado lejano.*

Ho'oponopono por anticipado

El nuevo Ho'oponopono también es efectivo en la prevención, es decir que puede usarse para neutralizar las dificultades que puedan surgir en el futuro:

Durante mi jornada

Puedes practicar el nuevo Ho'oponopono por la mañana, justo antes de levantarte o tomando el desayuno para transmutar todas las memorias erróneas que podrían llegar a perturbar tu día. Así, éste empezará y terminará bien. Supone decir: «Pido la transmutación divina de las memorias erróneas (desde su origen primero) que podrían perturbar mi día en maravillosas energías positivas para mí, mi salud, mi bienestar, mi familia y mi entorno». *Repetir* dos o tres veces antes de levantarte o desayunando.

Una llamada telefónica difícil

Del mismo modo, puedes practicar el nuevo Ho'oponopono antes de hacer una llamada telefónica que podría ser tensa, antes de una cita difícil, antes de llevar a cabo trámites administrativos o incluso antes de una negociación delicada.

«Pido la transmutación divina de las memorias erróneas (desde su origen primero) que podrían perturbar la conversación telefónica que voy a tener con el Sr. o la Sra. X en maravillosas energías positivas para mí y para esta persona». Repite esta frase dos o tres veces antes de marcar el número de teléfono de tu interlocutor.

De manera general

Puedes practicar el nuevo Ho'oponopono para ayudarte a encontrar la felicidad, la armonía familiar o la salud, pero también para tu evolución, tu éxito o tu bienestar. Esta técnica permite limpiar de antemano todas las memorias erróneas que podrían interponerse en tu camino o perturbarlo.

Como siempre, eres totalmente libre para formular la frase tipo de tu petición según tu inspiración o como te parezca:

- Pido a Dios, a mis guías, al universo, a mi yo profundo, a mi divinidad interior, a mi inconsciente...
- La transmutación divina.

- De todas las memorias erróneas (creencias, valores, deseos secretos, programas, etc.) que poseo inconscientemente.
- Y esto desde su origen primero esté donde esté: en mi vida presente, en mis vidas anteriores o posteriores o en las vidas de mis antepasados.
- Que pudieran perturbar mi jornada, mi noche, mi semana, mis actividades profesionales, mis relaciones con tal o cual persona, mi felicidad, mi salud, la armonía familiar, mi evolución, etc.
- En maravillosas y beneficiosas energías para mí y para todos los que me rodean.
- Gracias. Te lo agradezco de antemano.
- Te amo y también me amo.

Ho'oponopono sobre el pasado

Cambiar el pasado

Es fácil entender que puedes modificar el futuro cambiando en el presente tus acciones y/o tus pensamientos, o incluso transmutando tus memorias erróneas para que no perturben tu futuro. Pero es mucho más difícil imaginar que puedes cambiar el pasado, porque te han enseñado que el pasado ha pasado y no puedes cambiarlo.

En contraste con ese punto de vista, el famoso físico y cosmólogo británico Stephen Hawking dijo en una de sus intervenciones: «¿Por qué recordamos el pasado y no el futuro?», frase que nos hace reflexionar.

La noción de tiempo es muy poco conocida incluso por los científicos de hoy. Sin embargo, la famosa fórmula de Albert Einstein $E=mc^2$ permitió vincular el tiempo al espacio y también la materia. Para algunos físicos, el pasado, el presente y el futuro se producirían al mismo tiempo, simplemente en diferentes planos, lo que permitiría actuar sobre unos u otros.

Así pues, al borrar los recuerdos del pasado antes de que desencadenen una situación nociva, ¿sería posible transformar el pasado? En teoría, sí. Basta con pedir que estas memorias sean transmutadas antes de que produzcan la situación desagradable. Ahora bien, ¿esto sucederá realmente? ¡Es una buena pregunta!

La epigenética

Los genes están presentes desde el nacimiento y no se pueden cambiar excepto en casos de mutaciones graves como la producida por radioactividad. Sin embargo, entre estos miles de genes, solo unos pocos están activos, se «expresan», como dicen los genetistas. Los demás permanecen inactivos y reciben el nombre de «ADN basura».

Pero estudios sobre el genoma (como GEMINAL[1]) mostraron que las experiencias, las emociones y el estilo de vida actuaban sobre la expresión de los genes abriéndolos o cerrándolos según las situaciones. Así pues, ¿podría el Ho'oponopono, al borrar los malos recuerdos que causan un problema, producir al mismo tiempo cambios epigenéticos en el ADN humano? Es muy posible, pero no está demostrado.

---

1. «Gene Expression Modulation by Intervention with Nutrition and Lifestyle». *Le Quotidien du Médecin*, quotimed.com, 20 de junio de 2008, y *Proceedings of the National Academy of Sciences*, vol. 105, nº. 24, pp. 8.369- 8.374.

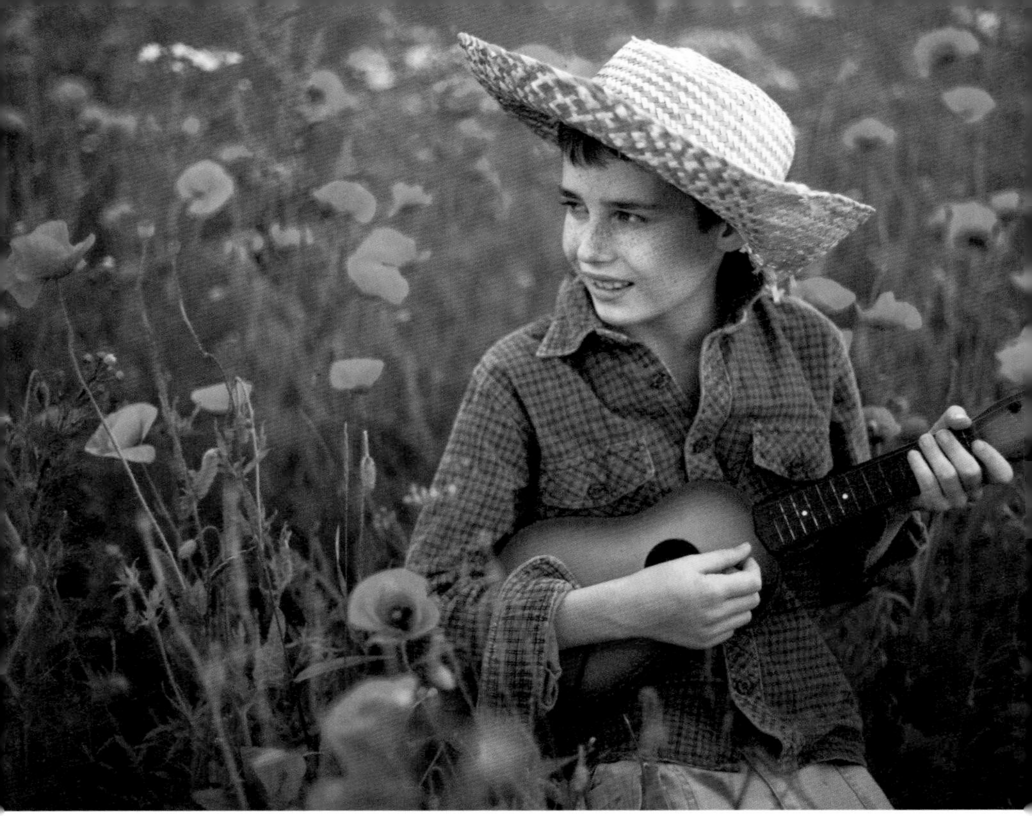

Pero existe una especie de paradoja que hay que tener en cuenta: si cambiamos el pasado, cambiamos al mismo tiempo el presente, lo que puede hacernos olvidar nuestra intervención en el pasado (ver página 182). Pero nada cuesta intentarlo, ya que, si la situación pasada fue realmente dolorosa, anularla o reducirla solo podría ser beneficioso para ti. Pero ten cuidado con el efecto mariposa[1].

Así pues, es posible transmutar las memorias erróneas causantes de situaciones difíciles que se produjeron en el pasado,

1. El efecto mariposa explica que cuando se elimina una situación dolorosa del pasado, se producen muchos cambios a todos los niveles. Al final, algo distinto sustituirá la situación nociva. Pero no sabemos qué.

como por ejemplo un padre alcohólico, una madre posesiva, una pareja infiel, un largo período de desempleo, etc. Y si bien este ejercicio no cambia tu pasado, te resultará muy beneficioso porque cortará el ciclo de conflictos y evitará que estos recuerdos se reactiven en el presente, como el padre alcohólico convirtiéndose en marido alcohólico, etc. «Pido la transmutación divina de todas las memorias erróneas (hasta su origen primero) responsables de tal hecho desagradable ocurrido en mi vida pasada (abandono, suspenso en un examen, ruptura sentimental, problemas económicos, etc.) en maravillosas energías positivas, incluso antes de que se produzcan. Gracias, te amo.»

Memorias kármicas

En el mismo sentido, sin duda sería posible borrar las memorias erróneas kármicas antes de que desencadenen situaciones desagradables en tu existencia actual. Es una hipótesis de trabajo muy difícil de verificar. Pero sería suficiente con decir: «Pido la transmutación divina de todas las memorias erróneas kármicas (desde su origen primero) que pudieran perturbar mi existencia presente en maravillosas energías positivas. Gracias, te amo».

Una historia de ciencia ficción

Imaginemos por un momento que tienes la posibilidad de cambiar tu pasado y que lo hayas hecho, lo que cambiaría necesariamente tu presente. En este «nuevo presente» es muy posible que hayas olvidado por completo que cambiaste el pasado, haciéndote creer que tu «nuevo pasado» siempre existió y que el viejo es una mera invención de tu mente. Pensarías al mismo tiempo que es imposible cambiar el pasado.

En resumen, he aquí una excelente novela de ciencia ficción, ¿no crees?

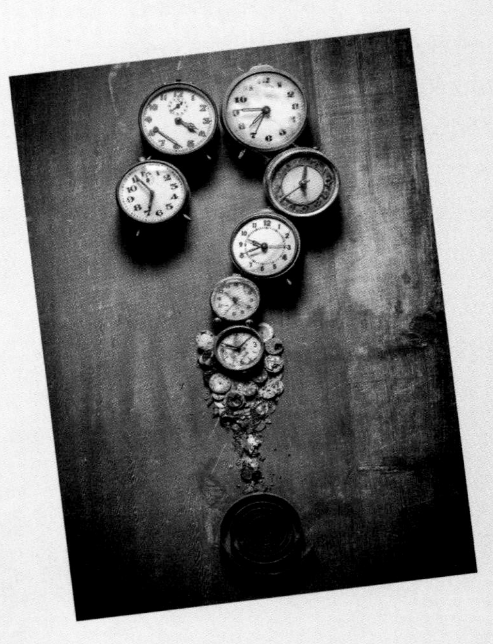

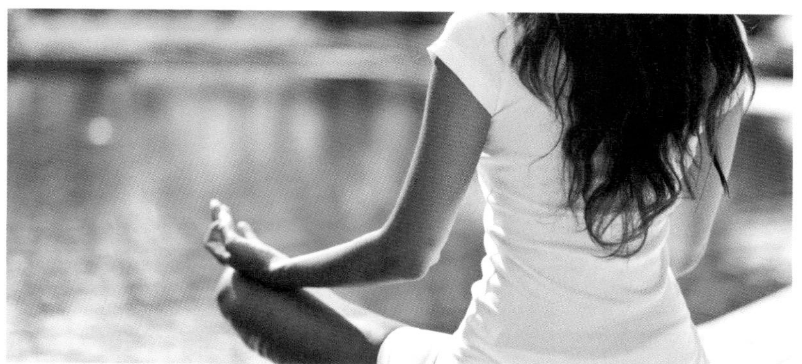

Ho'oponopono para terapeutas

La historia del Dr. Len sobre sus pacientes ha creado escuela, ya que, como resultado de su experiencia, muchos terapeutas comenzaron a aplicar el Ho'oponopono a sus pacientes para sanarlos. La intención era buena e incluso encomiable, pero como ya hemos mencionado, no conviene practicar Ho'oponopono para otra cosa que no sea borrar las memorias negativas. Por tanto, no lo practiques con otra persona, ¡ni siquiera para sanarla!

Sin embargo, un terapeuta puede realizar Ho'oponopono sobre las memorias erróneas de una persona enferma que acude a su consultorio. Pero, de nuevo, no puede saber qué producirá en su paciente la transmutación de sus memorias erróneas. Se pueden intuir varias alternativas, como, por ejemplo, que el paciente se va a curar (o al menos mejorar) o el distanciamiento del terapeuta de la salud de su paciente, o la desaparición del paciente de la vida del terapeuta (por fallecimiento, cambio de domicilio, traslado laboral, cambio de terapeuta, etc.).

El Dr. Len tiene razón cuando dice: «Si quieres sanar a alguien, lo harás sanando la parte de él que está en ti». Sin embargo, olvida decir que, si la desaparición de estos malos recuerdos es siempre beneficioso para ti, es imposible afirmar que necesariamente va a curar a la persona enferma. De todos modos, siempre es provechoso practicar el nuevo Ho'oponopono pensando en una persona enferma, porque será bueno primero para ti y también, tal vez, se producirá el milagro del Ho'oponopono que sanará a la persona enferma. ¿Quién sabe? ¡No hay nada que perder intentándolo!

El Ho'oponopono cambia la forma en que entendemos los cuidados. Así, cuando un paciente acude a un terapeuta, éste deberá:

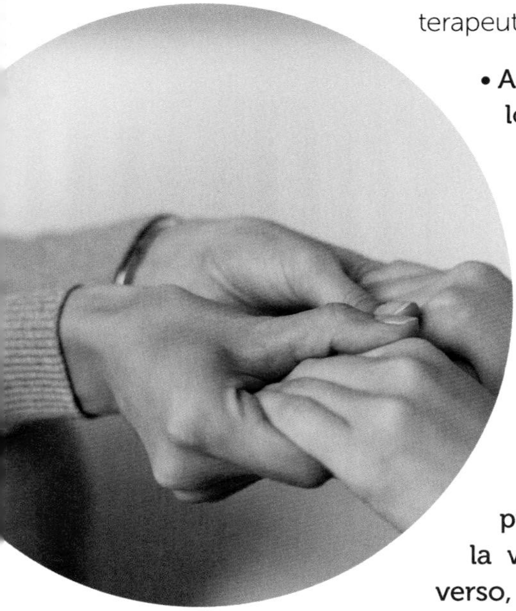

- **Acompañar y cuidar al enfermo lo mejor posible (pero esto no es nuevo).**
- **Transmutar las memorias erróneas del paciente que le han llevado al consultorio, porque el problema del paciente también está dentro del terapeuta.**
- **No preocuparse del resultado que no le pertenece. Ha propuesto la curación y ahora la vida, el karma, Dios, el universo, etc. decidirán qué es lo mejor para el paciente.**

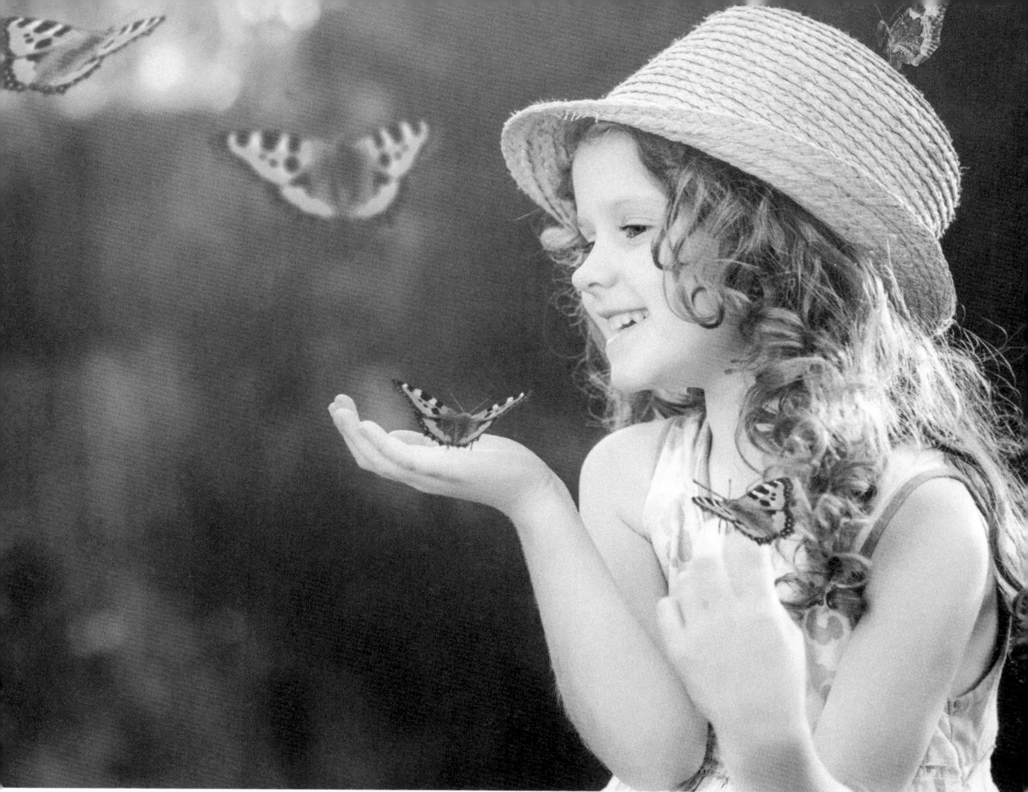

¿Dónde conduce el Ho'oponopono?

Al principio, usarás el nuevo Ho'oponopono para ayudarte a superar las situaciones difíciles con que te encontrarás a lo largo de tu vida. Luego, poco a poco y vistos los resultados, lo situarás en un lugar destacado de tu vida cotidiana, porque, de repente, con él ya no eres una víctima, sino el responsable de tus decisiones. Eres totalmente libre de dejar las situaciones tal como están o modificarlas a placer para transformarlas a tu favor.

Así, de alguna manera, te desprogramas para reprogramarte en algo mejor para vivir la vida que deseas. El nuevo Ho'oponopono te pone en total concordancia con lo que estás decidido a vivir.

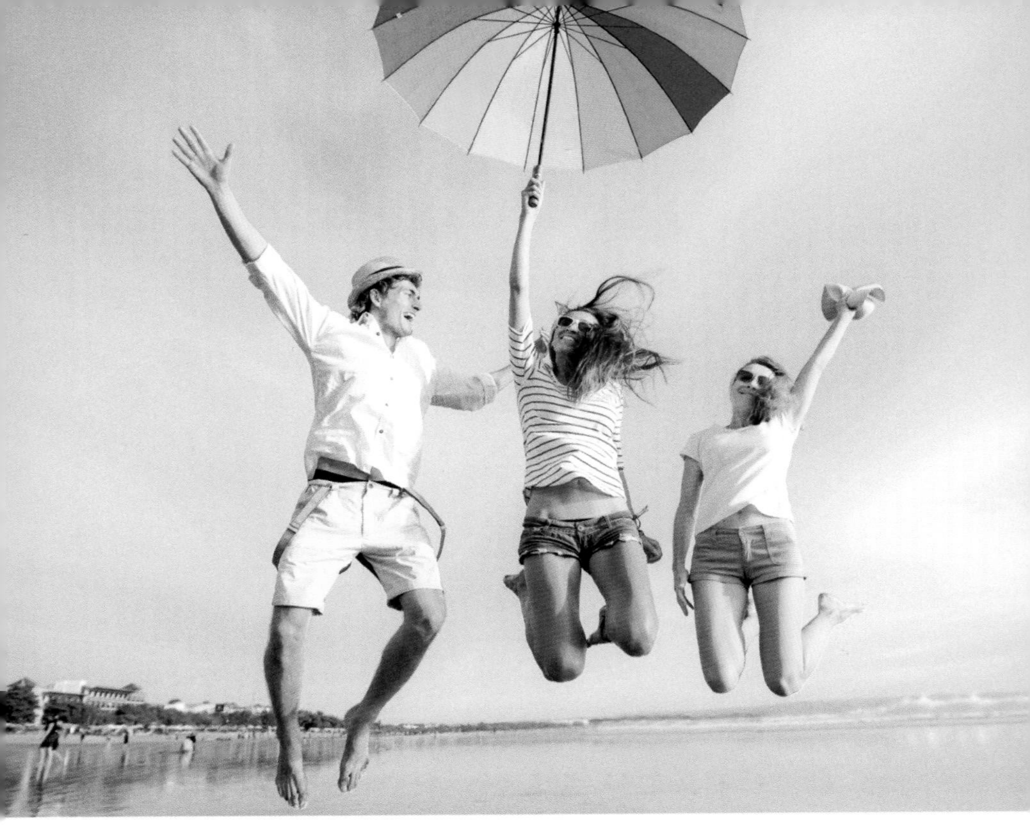

Las condiciones del Ho'oponopono

Si optas por la transformación con el nuevo Ho'oponopono, ésta se llevará a cabo sin problemas, sin brusquedades de ningún tipo. A cambio, debes:

- Aceptar toda la responsabilidad, sin culpabilidad, por todo cuanto sucede en tu vida.
- Dejar de lado tus expectativas, porque lo que saldrá será lo mejor para ti según sea tu vida, tu evolución y tu forma de vida, y no necesariamente lo que esperabas al principio, al menos lo que esperaba tu ego.

Las ventajas del nuevo Ho'oponopono

Cuando practicas el nuevo Ho'oponopono, te remontas a los primeros recuerdos, a aquellos que se encuentran en el origen de toda la cadena que ha llevado a la desagradable situación actual. Este proceso permite modificarla, pero también te asegura que nunca más experimentarás este tipo de percance en el futuro.

Además, la transmutación convertirá en algo positivo lo que era negativo, en constructivo lo que era destructivo. Esta inversión del proceso te permitirá una recuperación más rápida, pero sobre todo te aportará el sol allí donde había lluvia. Estos elementos positivos que llegan así a tu vida te traerán hechos favorables para tu salud, tu equilibrio y tu evolución.

Tu verdadero ser

Al practicar el nuevo Ho'oponopono de manera regular en tu vida cotidiana, limpiarás gran cantidad de memorias erróneas (creencias, valores, deseos secretos, malestar, temores, etc.), que te impedían escuchar tu corazón e interferían en tu vida. Así, poco a poco, tu verdadero ser (tu divinidad interior) se revelará a tu conciencia. Y es este verdadero ser el que conoce la misión que has venido a realizar en esta Tierra, así como todas las aptitudes y aspiraciones que dejas en suspenso.

Con el nuevo Ho'oponopono, te volverás verdaderamente consciente.

Encontrarás todo tu potencial, toda tu fuerza.

El nuevo Ho'oponopono permite así restablecer la unión de tu ser con el subconsciente, el consciente y el super consciente, como dicen los hawaianos. Por ello, nunca debes perder la ocasión de practicar el nuevo Ho'oponopono, ya que así, poco a poco, elevarás tu vibración muy por encima de la de la memoria errónea. Pero también permitirás que tu ser florezca como una rosa. Finalmente, vas a poder ser tú mismo al librarte de todos tus miedos, de todas tus creencias, de todos tus valores injustificados, de todos tus deseos ocultos debidos a tu educación y a tus vivencias dolorosas.

Visto así, los obstáculos se convertirán en oportunidades para que te superes y especialmente para que abandones tus creencias limitantes.

Finalmente podrás escuchar tu corazón y vivir una verdadera existencia, que se volverá hacia el amor, el amor propio, el amor a los demás, el amor de Dios... lo que aportará calma y armonía a tu vida y a tu entorno.

Simplemente, serás.

Ser es vivir en el amor, sentir alegría, ser feliz, irradiar felicidad, sentirse vivo, vivir el momento presente. Así, atraerás lo mejor hacia ti y, sobre todo, dejarás que lo divino se exprese en ti y a través de ti.

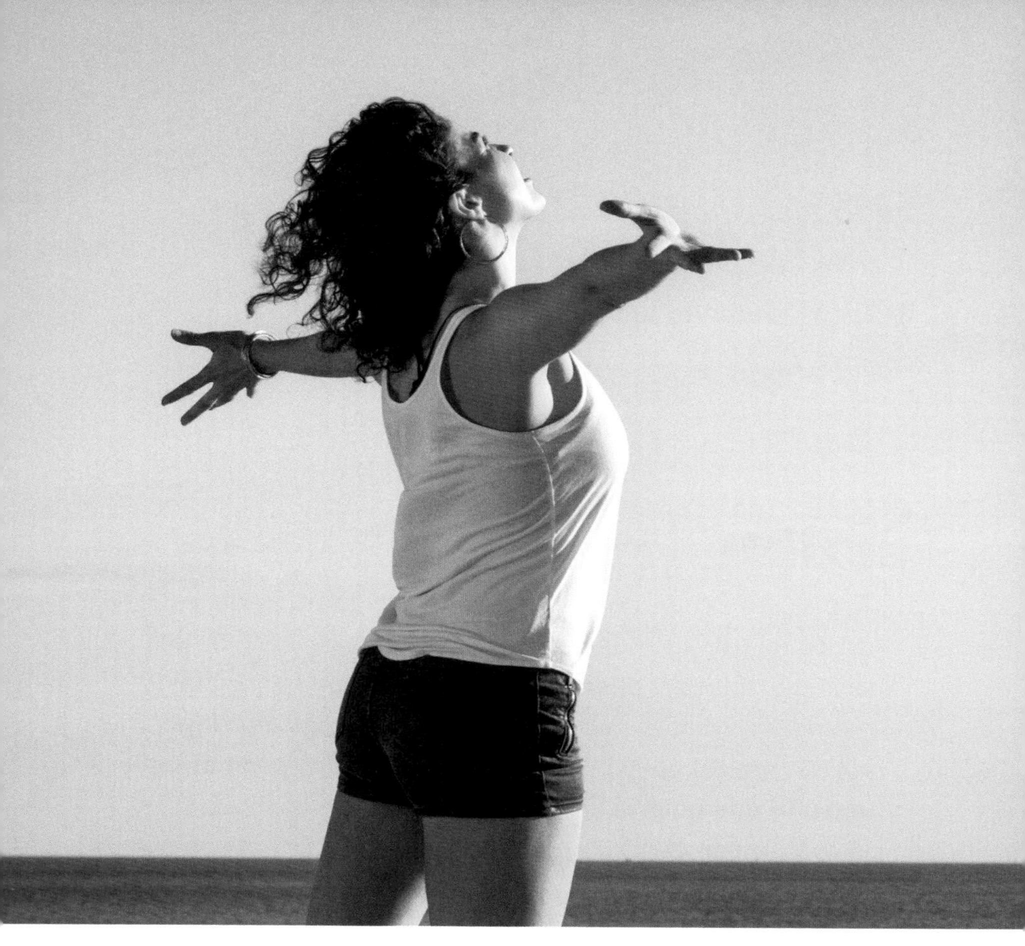

Ser dueño de tu vida

En primer lugar, debemos preguntarnos si la existencia que estás viviendo te conviene, si eres feliz y si deseas que siga siendo así, o si, por el contrario, quieres que cambien algunos elementos de tu vida. Ahora que conoces el Ho'oponopono, sabes que puedes controlar tu vida como mejor te parezca.

En tu vida, hay dos situaciones posibles:

❶ Estás viviendo una existencia agradable.

No cambies nada. Solo ten cuidado de no confundir el placer con la felicidad.

❷ Vives una existencia difícil y/o que no te conviene.

Tu malestar indica que no estás conectado con tu fuente y que, por tanto, hay algo que cambiar en tu forma de vivir o de pensar. Pero, además: **puedes borrar** o más bien transmutar las memorias erróneas causantes de esta vida que no te conviene aplicándoles el nuevo Ho'oponopono**. Puedes pedir al universo lo que quieras**. Porque para hacer que funcione la ley de la atracción, basta con pedir lo que quieres (¡y callar lo que no quieres!) y esperar con confianza que se realice. No olvides que estas peticiones son mejor atendidas si se adecúan a tu estilo de vida, es decir, con tu razón de ser en esta Tierra, y si se realizan con alegría, felicidad y amor. ¡Porque es en la felicidad donde obtienes la abundancia y no a la inversa!

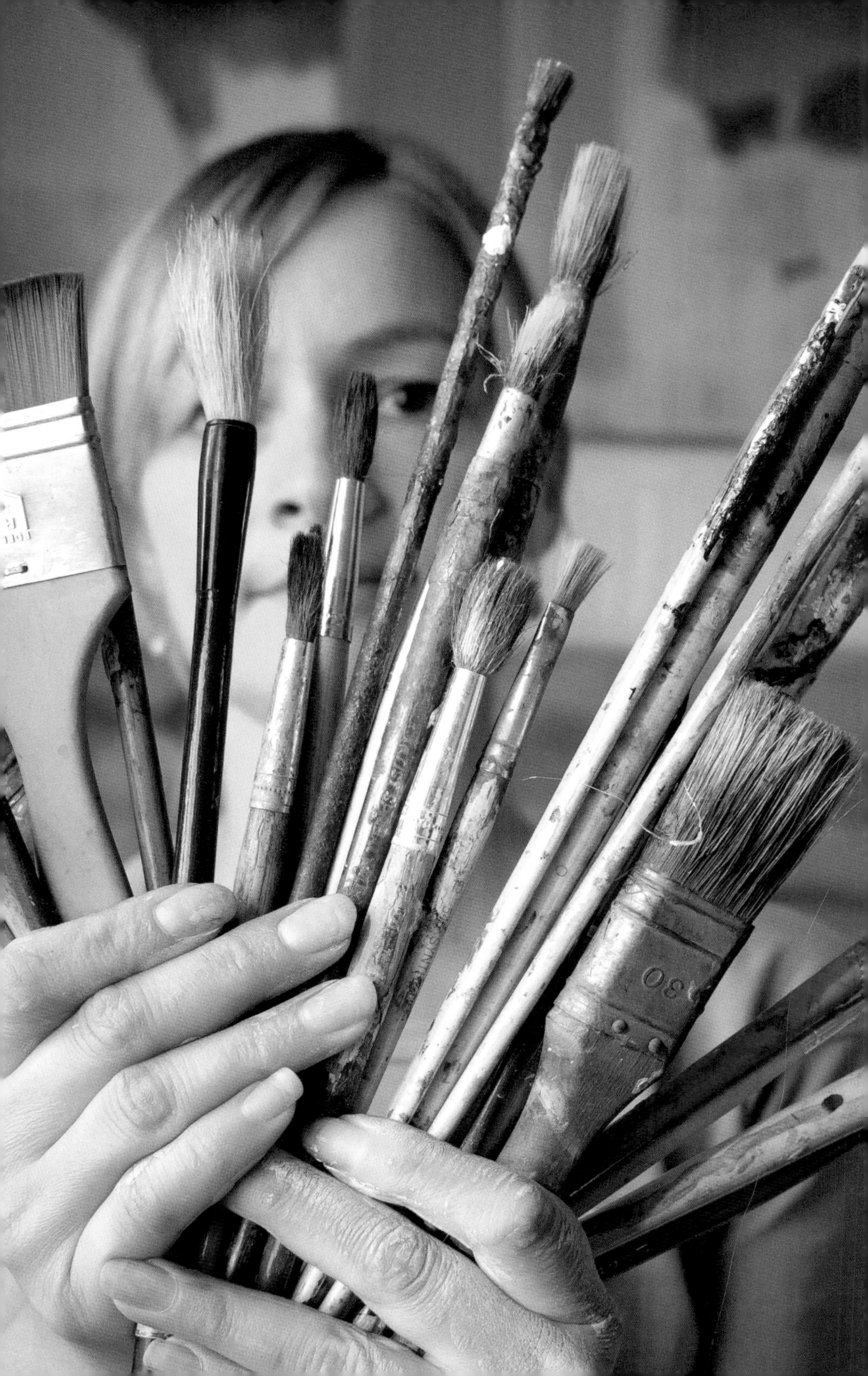

Si, a pesar de todo, tu petición no se hace realidad, puede significar dos cosas:

- O una **memoria errónea** bloquea la situación, por lo que debes volver a practicar Ho'oponopono para eliminarla.
- O el universo, que solo desea tu felicidad, te prepara algo aún mejor. **Espera y confía en él**. ¡No te decepcionará!
- Así, con el Ho'oponopono, tienes la opción entre **soportar tu vida y crear tu vida**. Pero recuerda que tu verdadero ser siempre se realiza dentro de la alegría. Cuando tengas que elegir, opta siempre por el camino de la alegría y la felicidad, emociones que deben ser tus guías para realizarte en la vida.

Diferentes estados de ánimo

Cuando practicas Ho'oponopono, pasas por diferentes etapas o estados de ánimo que pueden describirse de la siguiente manera:

- Ante todo, como te han enseñado, tienes la sensación de ser una víctima. Esperas la buena voluntad de tu jefe, de tu pareja, del gobierno para que las cosas avancen para bien. Y todo lo que en tu vida es negativo, es, por supuesto, culpa de los demás. Tú nada tienes que ver, porque el mundo intenta atacarte incesantemente y debes protegerte para (sobre) vivir.
- Luego percibes que todo lo que te sucede es fruto de tus pensamientos. Te das cuenta de que eres el único creador de tu vida y, por tanto, eres el único responsable. Los

demás no tienen nada que ver. Te das cuenta de la ley de atracción y comienzas a hacer peticiones, visualizaciones, afirmaciones orientadas según tus necesidades y tus deseos.

- A continuación, constatas que éstas no siempre funcionan como te gustaría, ya que la mayoría de las veces tus pensamientos inconscientes (creencias, miedos, deseos ocultos, valores, etc.) dominan tu mente. Para remediarlo, empiezas a practicar Ho'oponopono con el fin de eliminar las memorias erróneas responsables de hechos desagradables de tu vida.

- Pero para que el Ho'oponopono funcione correctamente, es necesario que cedas el control porque no sabes cuál es la memoria errónea involucrada ni cómo borrarla, y mucho menos lo que pasará una vez que ésta haya desaparecido. Es necesario que cedas y que confíes en tu niño interior, en tu ser superior, en Dios, en tu inconsciente, como desees.

- Finalmente, la belleza del proceso y su eficacia te iluminan y te permiten experimentar, quizás por primera vez, calma, felicidad y paz interior. Y aquí comienza tu verdadera existencia humana.

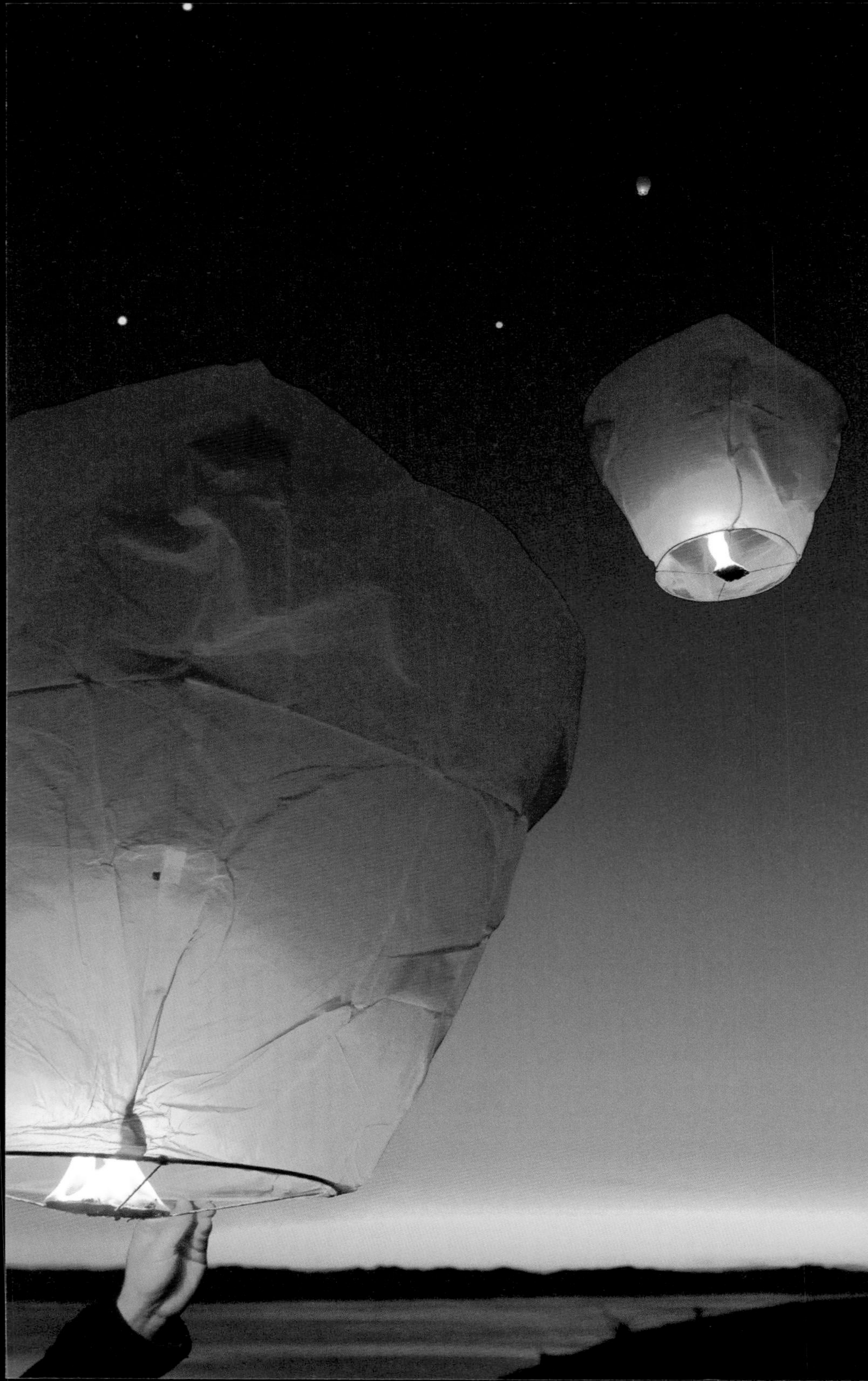

Conclusión

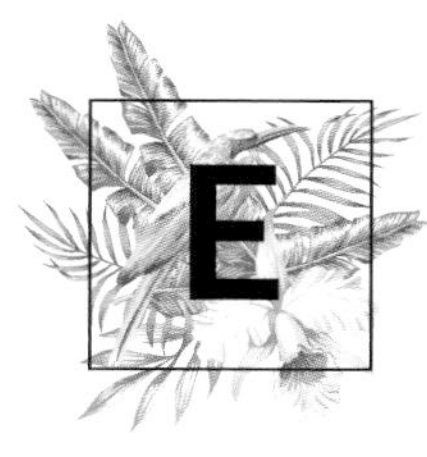

Es extraordinario que los principios del Ho'oponopono, este antiguo conocimiento de la Polinesia, hayan sido confirmados hoy por la psicología moderna y la física cuántica.

Sin embargo, el Ho'oponopono ha evolucionado mucho con el tiempo.

Comenzó por ser utilizado para la reconciliación grupal. Luego, en el siglo XX, Morrnah Simeona lo convirtió en una herramienta de sanación y evolución que se realiza sola, sin la ayuda de nadie. Por lo tanto, gracias a este Ho'oponopono, todo el mundo puede borrar la o las memorias erróneas responsables de una situación desagradable acaecida en su vida. El resultado es rápido, incluso inmediato.

Hoy en día, es posible ir aún más lejos gracias al nuevo Ho'oponopono, que permite borrar el origen primero del problema (la primera memoria errónea) y no contentarse con eliminar la punta de iceberg. Este proceso garantiza que el problema nunca volverá bajo uno u otro aspecto.

La transmutación de las memorias erróneas es también uno de los grandes avances del nuevo Ho'oponopono. Está además mucho más presente en el espíritu del Ho'oponopono que el mero borrado. Ya no estamos en un proceso bélico (el borrado), sino en un proceso de amor (la transmutación). Gracias a esta última, estas memorias se convierten en elementos de armonía, evolución y amor. Pasan de disruptivas y destructivas a armonizadoras y constructivas. ¡Qué felicidad!

El retorno a la fuente del problema y la transmutación permiten así ir sin altibajos mucho más lejos en el proceso del Ho'oponopono.

De todos modos, el Ho'oponopono siempre usa la energía del amor para sanar y transformar la situación desagradable. Pero se trata del amor propio, que se puede combinar, para quienes lo desean, con el amor divino.

Sin embargo, el nuevo Ho'oponopono no es un tratamiento. Es una filosofía, un arte de vivir que usa el pegamento del amor para sanar y, de ese modo, encontrar la paz interior, pero especialmente para encontrar su verdadero ser.

Mahalo Ho'oponopono[1]

1. «Gracias Ho'oponopono» en hawaiano.

Títulos de la colección Esenciales:

Los puntos que curan - *Susan Wei*

Los chakras - *Helen Moore*

Grafología - *Helena Galiana*

El yoga curativo - *Iris White y Roger Colson*

Medicina china práctica - *Susan Wei*

Reiki - *Rose Neuman*

Mandalas - *Peter Redlock*

Kundalini yoga - *Ranjiv Nell*

Curación con la energía - *Nicole Looper*

Reflexología - *Kay Birdwhistle*

El poder curativo de los colores - *Alan Sloan*

Tantra - *Fei Wang*

Tai Chi - *Zhang Yutang*

PNL - *Clara Redford*

Ho' oponopono - **I***nhoa Makani*

Feng Shui - *Angelina Shepard*

Flores de Bach - *Geraldine Morrison*

Pilates - *Sarah Woodward*

Relajación - *Lucile Favre*

Masaje - *Corinne Regnault*

Plantas Medicinales - *Frédéric Clery*

Bioenergética - *Eva Dunn*

El poder curativo de los cristales - *Eric Fourneau*

Hidroterapia - *Sébastien Hinault*

Stretching - *Béatrice Lassarre*

Zen - *Hikari Kiyoshi*

Remedios naturales para la mujer - *Nina Thompson*

Aceites Esenciales - *Julianne Dufort*

Radiestesia - *Brian Stroud*

Kinesiología - *Laura Patterson*

La Técnica Alexander - *Valérie Desjardins*

El lenguaje del cuerpo - *Edwin Neumann*

Inteligencia emocional - *Marian Glover*

Hipnosis - *Hope Parker*

Qi Gong - *Léonard Boulic*

Medicina Tibetana - *Charlize Brooks*

Shiatsu - *Lorraine Bisset*

Aromaterapia - *Cloé Béringer*

Ayurveda - *Thérèse Bernard*

Terapia de polaridad - *Marion Pegouret*

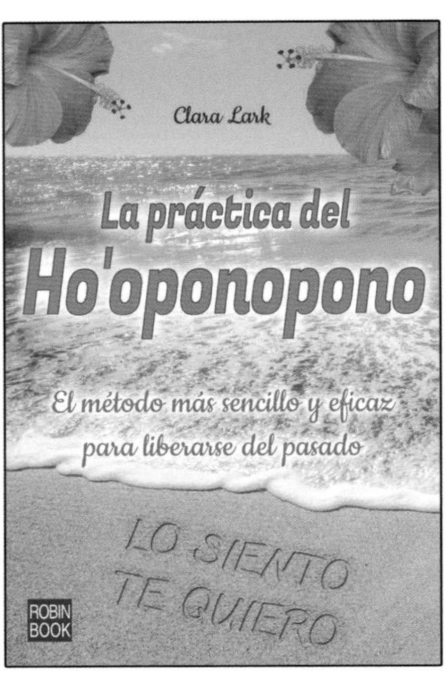

La práctica del Ho'oponopono
Clara Lark

Este libro repasa los orígenes y la evolución de esta innovadora técnica que basa su fuerza en la limpieza de los recuerdos pasados que causan malestar y que consigue transmutar a la persona en un nuevo ser a partir del arrepentimiento y el perdón.
En sus páginas el lector encontrará, a partir de sus ejercicios y enseñanzas, una invitación a mejorar su calidad de vida y a vivir su realidad cotidiana con fervor y sin miedos.

Ho'oponopono
Inhoa Makani

Ho'oponopono es un arte hawaiano muy antiguo de resolución de problemas basado en la reconciliación y el perdón. Pero además nos brinda la oportunidad de limpiar y barrer vivencias negativas para prosperar en el ahora y en el futuro. La práctica de esta terapia nos ayuda a deshacernos de los recuerdos dolorosos del pasado que nos causan desórdenes y desequilibrios. Este libro propone un desarrollo del método muy pedagógico, paso a paso, siguiendo un protocolo de trabajo para alcanzar la máxima eficacia terapéutica.

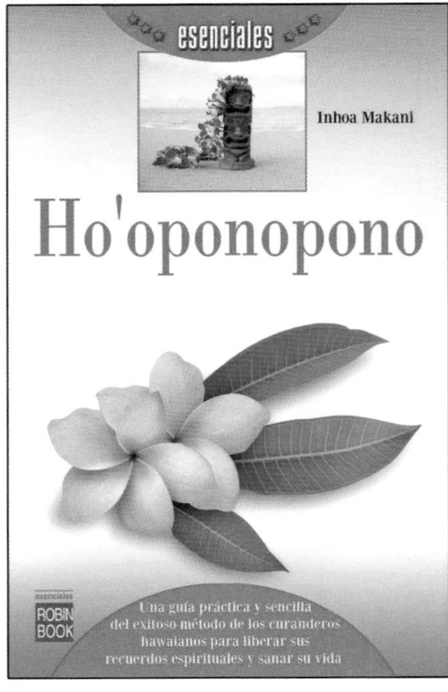